Salate 2023

Kuharica Biblija za Ukusne i Zdrave Salate

Mirele Anić

Nastavi

Salata od kvinoje s brusnicama i glaziranim orasima 11

Salata od tjestenine s lososom 13

Salata od gljiva sa špinatom i romainom 15

pileća valdorfska salata 17

Pikantna salata od rikule i krumpira 19

Salsa od piletine i avokada 21

Kremasta salata od kopra i krumpira 23

Salata od piletine i sira s listovima rikule 25

Krumpir salata od ljute paprike 27

Pileća salata sa kus-kusom 28

Salata od crvenog krumpira s mlaćenicom 30

Pileća salata s melonom 32

Krompir salata s jajetom i Dijon senfom 34

Pileća salata s orahom i medom 36

Grape Mayo pileća salata 38

Začinjena krumpirova krem salata 40

Pikantna salata od piletine s grožđicama 42

Salata od krumpira s mentom 44

Curry pileća salata s miješanim povrćem 46

Pileća salata s orašastim plodovima 48

Pileća salata sa senfom 50

Začinjena salata od krumpira s đumbirom 52

Salata od celera i krumpira 54

Limeta piletina s krumpir salatom 56

Salata od krumpira s kozjim sirom 58

Pico de Gallo - Autentična meksička salsa 60

Preljev za salatu od maslinovog ulja i limuna 62

Salata od graha, kukuruza i avokada 63

Jugozapadna salata od tjestenine 64

Salata od pečene repe 65

O dečko, salata! 67

Hrskava salata od ramen rezanaca s keljom 68

Salata od tjestenine sa špinatom i rajčicama 70

Waldorfska salata 72

Istuaeli salata 73

Salata s kupus rezancima 74

Meksička salata od crnog graha 76

Salsa od crnog graha i kukuruza 78

Pureća taco salata 79

Duga voćna salata 80

Voćna salata Sunce 82

Salata od citrusa i crnog graha 83

Pikantna salata od krastavaca i luka 84

Vrtna salata s borovnicama i ciklom 86

Salata od cvjetače ili krumpira 88

Salata od krastavaca i kopra 89

Lažna krumpir salata 90

Salata od krumpira i krastavaca Bonnie tete 92

Salata od špinata s bobicama 94

Tubula salata 95

BLT salata s preljevom od majoneze od bosiljka 97

Cezar salata na žaru s nožem i vilicom ... 99

Rimska salata od jagoda ... 101

Grčka salata ... 103

Salata od jagoda i fete ... 105

Salata od mesa ... 107

Salata od badema i mandarina ... 109

Tropska salata s vinaigretteom od ananasa ... 111

Salata od začinjene kruške i plavog sira ... 113

Pikantna talijanska salata ... 115

Cezar salata ... 117

Salata sa šunkom, karameliziranim kruškama i orasima ... 119

Salata od romana i mandarina s preljevom od maka ... 121

Restoranska kućna salata ... 123

Salata od špinata ... 125

Salata od špinata Super Seven ... 127

Ukusna salata ... 128

Salata od špinata i ječma ... 129

Salata od jagoda, kivija i špinata ... 131

Salata od špinata i nara ... 132

Salata od špinata s preljevom od želea od paprike ... 133

Super jednostavna salata od špinata i crvene paprike ... 135

Salata od špinata, lubenice i mente ... 136

Prekrasna salata od nara ... 138

Hrskava salata od jabuka i badema ... 139

Užitak od mandarine, gorgonzole i badema ... 140

Rimska salata i pirjane naranče ... 141

Salata koja izaziva ovisnost ... 142

Salata od kelja s narom, suncokretovim sjemenkama i listićima badema 144

Feta salata od nara s vinogretom od Dijon limuna 146

Rikula, komorač i naranča 148

Salata od avokada i lubenice od špinata 149

Salata od avokada, kelja i kvinoje 150

Salata od tikvica s posebnim preljevom 152

Salata od povrća i slanine 154

Hrskava salata od krastavaca 156

Šarena salata od povrća i sira 158

Kremasta salata od krastavaca 160

Salata od slanine i brokule 162

Salata od povrća i kukuruzni kruh 164

Salata od graha i povrća 166

Salata od kukuruza i maslina 168

Salata od kukuruza 170

Svježa mađarska salata 172

Savršena mješavina rajčice, krastavca i luka 174

Klasična salata od krastavaca 176

Salata od rajčice s dodatkom trešnje 178

Salata od šparoga 180

Tjestenina i salata od crnog graha 182

Salata od špinata i cikle 184

Salata od krumpira s balzamičnim octom 186

Marinirana salata od rajčice 188

Ukusna salata od brokule 190

Talijanska kukuruzna salata s talijanskim preljevom 192

Salata od šparoga i paprike 193

Salata od rajčice i bosiljka 195

Šarena vrtna salata 197

Salata od gljiva 199

Salata od kvinoje, mente i paradajza 201

Recept za salatu od kiselog kupusa 203

Brza salata od krastavaca 205

Kriške rajčice s kremastim umakom 207

Tanjur salate od cikle 208

Salata od piletine i špinata 210

Njemačka salata od krastavaca 212

Šarena salata od citrusa s jedinstvenim preljevom 214

Salata od krumpira, mrkve i cikle 216

Salata od špinata i kupina 217

Salata od povrća sa švicarskim sirom 219

Ukusna salata od mrkve 221

Salata od mariniranog povrća 223

Pečena šarena janjeća salata 225

Kremasti krastavac 227

Salata od mariniranih gljiva i rajčice 229

Salata od graha 231

Salata od repe s češnjakom 233

Marinirani kukuruz 234

Salata od graška 236

Salata od repe 238

Salata od jabuka i avokada 240

Salata od kukuruza, graha i luka 242

Talijanska vegetarijanska salata 244

Salata od tjestenine s plodovima mora 246

Salata od povrća na žaru 248

Ukusna ljetna salata od kukuruza 250

Hrskava salata od graška s karamelom 252

Čarobna salata od crnog graha 254

Jako dobra grčka salata 256

Odlična tajlandska salata od krastavaca 258

Salata od rajčice i bosiljka s visokim udjelom proteina 260

Brza salata od avokada i krastavaca 262

Salata od ječma s rajčicama i fetom 264

Engleska salata od krastavaca i rajčice 266

Bakina salata od patlidžana 268

Salata od mrkve, slanine i brokule 270

Salata od krastavca i rajčice s vrhnjem 272

Tortelini salata od rajčice 274

Brokula i slanina u umaku od majoneze 277

Pileća salata s kremom od krastavaca 279

Povrće s umakom od hrena 281

Salata od slatkog graška i tjestenine 283

Salata od šarenih paprika 285

Salata od piletine, sušenih rajčica i pinjola sa sirom 287

Salata od mozzarelle i paradajza 289

Začinjena salata od tikvica 291

Salata od paradajza i šparoga 293

Salata od krastavaca s mentom, lukom i rajčicom 295

Adas salate 297

ajvar	299
Bakdoonsiyyeh salata	301
Riot salata	302
Curtido salata	304
Gado Gado salata	306
Hobak Namulu	308

Salata od kvinoje s brusnicama i glaziranim orasima

Sastojci

2 šalice kuhane kvinoje

½ šalice sušenih brusnica

5-6 glaziranih oraha

4 žlice. Maslinovo ulje

4 dobro izrezane kockice rajčice

2 žlice. peršin

2 žlice. lišće mente

Malo soli

Prstohvat crnog papra po ukusu

metoda

Kuhanu kvinoju stavite u duboku zdjelu. Sada u zdjelu dodajte sušene brusnice i kandirane orahe. Sada dodajte svježe rajčice narezane na kockice, malo svježeg peršina i listića mente te malo ulja. Sve dobro promiješajte. Sada začinite solju i crnim paprom. Ovo ukusno jelo je spremno.

Uživati!

Salata od tjestenine s lososom

Sastojci

2 komada kuhanog lososa, narezanog na kockice

1 šalica kuhane tjestenine

2 stabljike celera

½ šalice majoneze

2 rajčice narezane na kockice

2-3 svježe nasjeckana mladog luka

1 šalica kiselog vrhnja

1 crvena jabuka narezana na kockice

sok limete od 1/2 limuna

metoda

Prvo uzmite duboku zdjelu i pomiješajte kuhani losos narezan na kockice, kuhanu tjesteninu s malo celera i nasjeckane svježe rajčice, jabuke narezane na kockice i mladi luk. Dobro ih izmiješajte. Sada dodajte domaću majonezu, svježe kiselo vrhnje i poprskajte svježim sokom limete od pola limuna. Sada ih sve vrlo temeljito izmiješajte. Ovo je gotovo.

Uživati!

Salata od gljiva sa špinatom i romainom

Sastojci

1 vezica špinata

1 rimski

4-5 gljiva

2 pelate

2 žlice. Maslac, po želji

slan

Crni ili bijeli papar

metoda

Uzmite svježi špinat i zelenu salatu. Smeđi na maslacu, po želji. Traje samo 7-8 minuta. Za to vrijeme gljive narežite na komade i stavite u zdjelu. Zatim dodajte rajčice u gljive. Stavite ovo u mikrovalnu pećnicu na otprilike 2 do 3 minute. Sada ih pomiješajte s prženim špinatom i zelenom salatom. Dobro ih izmiješajte i pospite solju i crnim ili bijelim paprom.

Uživati!

pileća valdorfska salata

Sastojci

½ šalice nasjeckanih oraha

½ šalice senfa od meda

3 šalice kuhane piletine, nasjeckane

½ šalice majoneze

1 šalica crvenog grožđa, prepolovljena

1 šalica celera, narezanog na kockice

1 gala jabuka, narezana na kockice

slan

Papar

metoda

Uzmite plitku posudu za pečenje i pecite nasjeckane orahe u prethodno zagrijanoj pećnici na 350 stupnjeva 7 do 8 minuta. U ovom trenutku pomiješajte sve sastojke i prilagodite začine.

Uživati!

Pikantna salata od rikule i krumpira

Sastojci

2 funte krumpira, narezanog na kockice i kuhanog

2 šalice rikule

6 žličica ekstra djevičanskog maslinovog ulja

čajna žličica. crnog papra

3 ljutike, sitno nasjeckane

3/8 žličice. soli

½ žličice sherry octa

1 žličica soka od limuna

2 žličice gorušice, kamen mljevena

1 žličica limunove korice, naribane

metoda

Zagrijte 1 žličicu. ulja u tavi i pržite ljutiku dok ne porumeni. U zdjelu stavite ljutiku i pomiješajte sve ostale sastojke osim krumpira. Temeljito promiješajte. Sada prelijte krumpir preljevom i promiješajte da se dobro sjedini.

Uživati!

Salsa od piletine i avokada

Sastojci

2 žličice maslinovog ulja

4 unce tortilja čipsa

2 žličice soka od limete

1 avokado, u komadima

3/8 žličice. košer soli

¾ šalice salse, ohlađene

1/8 žličice crnog papra

2 šalice pilećih prsa, kuhanih i nasjeckanih

¼ šalice cilantra, nasjeckanog

metoda

Pomiješajte maslinovo ulje, sok limete, crni papar i sol u zdjeli. Sada dodajte nasjeckani korijander i piletinu i dobro promiješajte. Prelijte nasjeckanim avokadom i salsom. Za najbolje rezultate poslužite salatu na tortilja čipsu.

Uživati!

Kremasta salata od kopra i krumpira

Sastojci

¾ kilograma krumpira narezanog na kockice i kuhanog

čajna žličica. crnog papra

½ engleskog krastavca, narezanog na kockice

čajna žličica. košer soli

2 žličice kiselog vrhnja, niske masnoće

2 žličice nasjeckanog kopra

2 žličice jogurta, bez masnoće

metoda

Krompir treba kuhati dok ne omekša. Uzmite zdjelu i pomiješajte kopar, jogurt, vrhnje, kockice krastavca i crni papar. Sastojci moraju biti dobro izmiješani. Sada dodajte kockice kuhanog krumpira i dobro promiješajte.

Uživati!

Salata od piletine i sira s listovima rikule

Sastojci

3 šnite kruha izrezati na kockice

½ šalice ribanog parmezana

3 žličice maslac, neslan i otopljen

2 žličice peršin, nasjeckani

5 listova bosiljka, narezanih na trakice

šalica maslinovog ulja

2 šalice piletine, pečene i nasjeckane

5 unci listova rukole

3 žličice crnog vinskog octa

Papar, po ukusu

metoda

Zagrijte maslac i 2 žličice. maslinovog ulja i ubacite u kockice kruha. Kockice kruha pecite u prethodno zagrijanoj pećnici, na 400 stupnjeva, dok ne porumene. Dodajte ostale sastojke s kockicama kruha i dobro promiješajte.

Uživati!

Krumpir salata od ljute paprike

Sastojci

2 funte krumpira Yellow Finn, narezanog na kockice

čajna žličica. bijelog papra

2 žličice soli

šalica vrhnja

4 žličice soka od limuna

2 grančice kopra

2 vezice vlasca

metoda

Kockice krumpira skuhajte i ocijedite. Pomiješajte 3 žličice. limunov sok na krumpir i ostavite sa strane 30 minuta. Istucite vrhnje dok ne bude glatko i dodajte sve ostale sastojke. Smjesom prekrijte krumpir i dobro promiješajte.

zabavi se

Pileća salata sa kus-kusom

Sastojci

1 šalica kus-kusa

7 unci pilećih prsa, kuhana

¼ šalice Kalamata maslina, nasjeckanih

1 češanj češnjaka, samljeven

2 žličice peršin, nasjeckani

čajna žličica. crnog papra

1 žličica kapara nasjeckanog

1 žličica soka od limete

2 žličice maslinovog ulja

Sol, po ukusu

metoda

Kuhajte kus-kus bez soli i masnoće prema uputama na pakiranju. Kuhani kus-kus isperite hladnom vodom. Uzmite zdjelu za miješanje sastojaka osim piletine i kus-kusa. Dodajte kuhani kus-kus i dobro promiješajte. Dodajte piletinu i odmah poslužite.

Uživati!

Salata od crvenog krumpira s mlaćenicom

Sastojci

3 funte crvenog krumpira, narezanog na četvrtine

1 češanj češnjaka, samljeven

½ šalice kiselog vrhnja

½ žličice crnog papra

1 žličica košer soli

1/3 šalice mlaćenice

1 žličica kopra, nasjeckanog

¼ šalice nasjeckanog peršina

2 žličice vlasca, sitno nasjeckanog

metoda

U tavi skuhajte četvrtine krumpira. Skuhani krumpir stavite u hladnjak na 30-40 minuta. Pomiješajte kiselo vrhnje sa ostalim sastojcima. Krompir premažite preljevom i promiješajte da se sastojci sjedine.

Uživati!

Pileća salata s melonom

Sastojci

šalica rižinog octa

2 žličice nasjeckanih i prženih oraha

2 žličice umaka od soje

¼ šalice cilantra, nasjeckanog

2 žličice maslaca od kikirikija

2 šalice pilećih prsa, kuhanih i nasjeckanih

1 žličica od meda

3 žličice mladog luka, narezanog na ploške

1 šalica nasjeckanog krastavca

čajna žličica. sezamovog ulja

3 šalice dinje, narezane na trakice

3 šalice dinje, narezane na trakice

metoda

Pomiješajte soja umak, maslac od kikirikija, ocat, med i sezamovo ulje.

Dodajte dinju, luk, dinju i krastavac i dobro promiješajte. Pileća prsa ukrasite smjesom i korijanderom prilikom posluživanja.

Uživati!

Krompir salata s jajetom i Dijon senfom

Sastojci

4 kilograma krumpira

čajna žličica. od papra

½ šalice celera, narezanog na kockice

½ šalice nasjeckanog peršina

1 žličica dijonskog senfa

1/3 šalice mladog luka, sitno nasjeckanog

2 češnja češnjaka, mljevena

1 žličica dijonskog senfa

3 jaja, tvrdo kuhana i sitno nasjeckana

½ šalice vrhnja

1 šalica majoneze

metoda

Skuhajte krumpir. Krompir ogulite i narežite na kockice. Pomiješajte krumpir, zeleni luk, celer i peršin u posudi za miješanje. Pomiješajte majonezu i ostale sastojke u zdjeli. Ovom smjesom prelijte krumpir i dobro promiješajte.

Uživati!

Pileća salata s orahom i medom

Sastojci

4 šalice piletine, kuhane i nasjeckane

čajna žličica. od papra

3 stabljike celera, narezane na kockice

čajna žličica. soli

1 šalica slatkih, suhih brusnica

1/3 šalice meda

½ šalice pekan oraha, nasjeckanih i tostiranih

2 šalice majoneze

metoda

Pomiješajte nasjeckanu piletinu s celerom, suhim brusnicama i pekan orahima. U drugoj posudi istucite majonezu dok ne postane glatka. Dodajte med, papar i sol u majonezu i dobro promiješajte. Smjesu s piletinom prelijte smjesom od majoneze i dobro promiješajte da se sastojci dobro prožmu.

Uživati!

Grape Mayo pileća salata

Sastojci

6 šalica piletine, nasjeckane i kuhane

½ šalice pekan oraha

2 žličice dijonskog senfa

2 šalice crvenog grožđa, narezanog na kriške

½ šalice kiselog vrhnja

2 žličice od sjemenki maka

½ šalice majoneze

2 šalice nasjeckanog celera

1 žličica soka od limuna

metoda

Uzmite zdjelu za miješanje i pomiješajte piletinu s majonezom, limunovim sokom, kiselim vrhnjem, grožđicama, makom, dijon senfom i celerom.

Posolite i popaprite. Pokrijte zdjelu i stavite u hladnjak dok se ne ohladi.

Dodajte pekan orahe i odmah poslužite.

Uživati!

Začinjena krumpirova krem salata

Sastojci

¾ šalice kiselog vrhnja

1 šalica zelenog graška

šalica jogurta

6 šalica crvenog krumpira, narezanog na četvrtine

1 žličica nasjeckanog timijana

½ žličice soli

1 žličica kopra, nasjeckanog

metoda

U posudi pomiješajte vrhnje, jogurt, kopar, majčinu dušicu i sol te ostavite sa strane. Kuhajte četvrtine krumpira i grašak u dovoljno vode dok ne omekšaju. Odlijte višak vode. U pripremljenu smjesu umiješajte krumpir i grašak. Dobro promiješajte da se sastojci dobro sjedine.

Uživati!

Pikantna salata od piletine s grožđicama

Sastojci

šalica majoneze

3 žličice od grožđica

1 žličica curry praha

1/3 šalice celera, narezanog na kockice

1 šalica piletine s limunom, pečene na žaru

1 jabuka, u komadima

1/8 žličice soli

2 žličice od vode

metoda

Pomiješajte curry, majonezu i vodu u zdjeli. Dodajte piletinu s limunom, nasjeckanu jabuku, grožđice, celer i sol. Spatulom dobro promiješajte sastojke. Pokrijte salatu i ostavite u hladnjaku dok se ne ohladi.

Uživati!

Salata od krumpira s mentom

Sastojci

7 crvenih krumpira

1 šalica graška, smrznutog i odmrznutog

2 žličice bijelog vinskog octa

½ žličice crnog papra

2 žličice maslinovog ulja

čajna žličica. soli

2 žličice ljutike, sitno nasjeckane

¼ šalice nasjeckanih listova mente

metoda

Krompir skuhajte u vodi u šerpi sa dubokim dnom. Krumpir ohladite i narežite na kockice. Pomiješajte ocat, ljutiku, metvicu, maslinovo ulje, sol i crni papar. Stavite kockice krumpira, grašak i pripremljenu smjesu. Dobro promiješajte i poslužite.

Uživati!

Curry pileća salata s miješanim povrćem

Sastojci

Pileći curry, smrznut i odmrznut

10 unci listova špinata

1 1/2 šalice celera, sitno nasjeckanog

šalica majoneze

1 1/2 šalice zelenog grožđa, prepolovljeno

½ šalice nasjeckanog crvenog luka

metoda

Stavite smrznuti pileći curry u zdjelu. Dodajte crveni luk, zeleno grožđe, lišće mladog špinata i celer u pileći curry. Dobro promiješajte. Sada dodajte majonezu i ponovno dobro promiješajte. Posolite i popaprite.

Uživati!

Pileća salata s orašastim plodovima

Sastojci

1 šalica bulgura

2 ljutike, narezane na ploške

2 šalice pileće juhe

3 šalice piletine, kuhane i nasjeckane

1 jabuka, narezana na kockice

3 žličice oraha nasjeckanih

šalica maslinovog ulja

2 žličice jabučnog octa

1 žličica dijonskog senfa

1 žličica šećerne trske

slan

metoda

Skuhajte bulgur s temeljcem i prokuhajte. Ohladite 15 minuta. Orahe prepecite na tavi i stavite u zdjelu da se ohlade. Sve sastojke dobro pomiješajte u zdjeli. Posolite i poslužite.

Uživati!

Pileća salata sa senfom

Sastojci

1 jaje, tvrdo kuhano

čajna žličica. crnog papra

¾ kilograma prstaca

čajna žličica. košer soli

2 žličice majoneze s niskim udjelom masti

3 žličice crvenog luka nasjeckanog

1 žličica od jogurta

1/3 šalice celera, sitno nasjeckanog

1 žličica od gorušice

metoda

Krompir narežite na kockice i kuhajte dok ne omekša. Kuhano jaje sitno nasjeckajte. Pomiješajte sve sastojke osim jaja i krumpira. Smjesu dodajte nasjeckanim jajima i kockicama krumpira. Dobro promiješajte da se sastojci dobro sjedine. Posolite i popaprite.

Uživati!

Začinjena salata od krumpira s đumbirom

Sastojci

2 funte crvenog krumpira, narezanog na kockice

2 žličice cilantro, nasjeckani

2 žličice rižinog octa

1/3 šalice zelenog luka, narezanog na ploške

1 žličica sezamovo ulje

1 jalapeno papričica, sitno nasjeckana

4 žličice limunske trave, nasjeckane

čajna žličica. soli

2 žličice đumbira, naribanog

metoda

Skuhajte krumpir. Odlijte višak vode. Ostale sastojke dobro izmiješajte.

Smjesom prekrijte kuhani krumpir. Spatulom pomiješajte sastojke.

Uživati!

Salata od celera i krumpira

Sastojci

2 funte crvenog krumpira, narezanog na kockice

2 unce pimientosa, narezanog na kockice

½ šalice majoneze od uljane repice

1/8 žličice češnjaka u prahu

¼ šalice zelenog luka, nasjeckanog

čajna žličica. crnog papra

šalica jogurta

½ žličice sjemenki celera

¼ šalice vrhnja, kiselo

½ žličice soli

1 žličica od šećera

1 žličica bijelog vinskog octa

2 žličice pripremljenog senfa

metoda

Kockice krumpira skuhajte i ocijedite od viška vode. Kuhani krumpir hladiti oko 30 minuta. Ostatak sastojaka pomiješajte u posudi. Dodajte kockice krumpira i dobro promiješajte da se sjedini.

Uživati!

Limeta piletina s krumpir salatom

Sastojci

1 kilogram krumpira

1 češanj češnjaka, samljeven

2 šalice graška

½ žličice crnog papra

2 šalice pilećih prsa, sitno nasjeckanih

1 žličica soli

½ šalice nasjeckane crvene paprike

1 žličica soli

½ šalice luka, sitno nasjeckanog

1 žličica estragona, sitno nasjeckanog

1 žličica soka od limete

2 žličice maslinovog ulja

1 žličica dijonskog senfa

metoda

Posebno skuhajte krumpir, grašak i pileća prsa. Ostatak sastojaka pomiješajte u posudi. Sada dodajte kockice krumpira, zeleni grašak i pileća prsa u zdjelu. Koristite lopaticu i temeljito promiješajte sastojke. Poslužite odmah.

Uživati!

Salata od krumpira s kozjim sirom

Sastojci

2 1/2 kilograma krumpira

1 češanj češnjaka, samljeven

¼ čaše bijelog vina, suhog

1 žličica dijonskog senfa

½ žličice soli

2 žličice maslinovog ulja

½ žličice crnog papra

2 žličice estragona, sitno nasjeckanog

1/3 šalice luka, sitno nasjeckanog

čaša crvenog vinskog octa

½ šalice nasjeckanog peršina

3 unce kozjeg sira

¼ šalice kiselog vrhnja

metoda

Kuhajte krumpir u vodi dok ne omekša. U zdjeli pomiješajte krumpir, vinski ocat, sol i papar. Ostavite sa strane 15 minuta. Sada dodajte ostatak sastojaka u smjesu krumpira i dobro promiješajte. Poslužite odmah.

Uživati!

Pico de Gallo - Autentična meksička salsa

Sastojci:

3 velike kocke rajčice, pržene

1 srednje narezan luk

vezica korijandera, koristite više ili manje ovisno o ukusu

Neobavezni sastojci

½ krastavca oguljenog i narezanog na kockice

Limunov sok od ½ limuna

½ žličice Nasjeckani češnjak

Posolite po ukusu

2 Jalapenosa ili više ako volite ljući

1 oguljena kockica avokada

metoda

Pomiješajte sve sastojke u velikoj zdjeli i dobro promiješajte. Poslužite odmah.

Uživati!

Preljev za salatu od maslinovog ulja i limuna

Sastojci:

8 sitno nasjeckanih režnjeva češnjaka

½ žličice crni papar

1 šalica svježe iscijeđenog soka od limuna

2 žličice slan

½ šalice ekstra djevičanskog maslinovog ulja

metoda

Stavite sve sastojke u blender i miksajte dok se svi sastojci ne sjedine. Ovaj preljev treba čuvati u hermetički zatvorenoj posudi i treba ga brzo upotrijebiti, inače će preljev postati gorak od soka limuna u njemu.

Uživati!

Salata od graha, kukuruza i avokada

Sastojci:

1 konzerva crnog graha, ocijeđenog

1 limenka žutog kukuruza šećerca, konzerviranog, ocijeđenog

2 žlice. Sok od limete

1 žličica Maslinovo ulje

4 žlice. korijandar

5 šalica nasjeckanog sirovog luka

1 avokado

1 zrela crvena rajčica

metoda

Stavite sve sastojke u veliku zdjelu i lagano promiješajte. Poslužite odmah ili poslužite hladno.

Uživati!

Jugozapadna salata od tjestenine

Sastojci:

1-8 oz male tjestenine od cjelovitog zrna pšenice

15 unci kukuruza

15 oz crnog graha

1 šalica salse, bilo koje vrste

1 šalica cheddar sira, naribanog

1 šalica zelene paprike narezane na kockice, paprika

metoda

Pripremite tjesteninu prema uputama na pakiranju. Ocijedite, isperite i stavite u veliku zdjelu. Iz konzerviranog kukuruza i crnog graha ostaviti tečnost i ocijediti je. Pomiješajte sve sastojke sa kuhanom tjesteninom u velikoj zdjeli. Po potrebi dodajte male količine tekućine iz konzerve. Poslužite odmah.

Uživati!

Salata od pečene repe

Sastojci:

6 žutih cikla, 1/2 lb

3 žlice. Maslinovo ulje

Svježe mljeveni crni papar

1 ½ žlica Estragon ili sherry ocat

1 velika žlica. listovi majčine dušice

4 šalice miješane salate

½ šalice izmrvljenog feta sira

1 velika žlica. metvica

metoda

Prvo se pećnica zagrije na 375 stupnjeva. Stavite ciklu u plitku, poklopljenu vatrostalnu posudu. Dodajte dovoljno vode da dođe do 1/2 inča na tanjuru. Poklopite ciklu i pecite sat vremena ili dok se cikla ne probode nožem za guljenje. Izvadite ciklu iz pećnice. U srednjoj zdjeli pomiješajte ocat i nasjeckano začinsko bilje. Kuhanu ciklu narežite na kockice od 1/2 inča i prelijte preljevom. Pospite fetom i odmah poslužite.

Uživati!

O dečko, salata!

Sastojci:

1 šalica rajčica, nasjeckanih ili narezanih

1 šalica oguljenog, nasjeckanog krastavca

1 žličica SUŠI KOPR

1 velika žlica. Lagana majoneza

metoda

Dodajte sve sastojke u veliku zdjelu i dobro promiješajte dok se svi sastojci ne sjedine. Ohladite preko noći i poslužite vrlo hladno.

Uživati!!

Hrskava salata od ramen rezanaca s keljom

Sastojci:

3 žlice. Maslinovo ulje

3 žlice. Ocat

2 žlice. Šećer ili zamjena za šećer

½ pakiranja začina za ramen rezance

čajna žličica. Papar

1 velika žlica. Soja umak s niskim sadržajem natrija

Sastojci za salatu:

1 manja glavica crvenog ili zelenog kupusa

2 nasjeckana zelena luka, nasjeckana

1 oguljena i naribana mrkva

1 paket mljevenih ramen rezanaca

metoda

Napravite preljev miješajući sastojke u velikoj zdjeli za salatu. Miješajte da se šećer otopi. Prva tri sastojka za salatu dodaju se u zdjelu i dobro promiješaju. Dodajte nasjeckani ramen i dobro promiješajte. Prelijte preljevom i odmah poslužite.

Uživati!

Salata od tjestenine sa špinatom i rajčicama

Sastojci:

8 oz. Sitna tjestenina ili ječam

8 oz. Mrvljena feta

16 oz. Cherry rajčice

4 šalice mladog špinata

2 žlice. Ocijeđene kapare

čajna žličica. crni papar

2 žlice. ribani parmezan

metoda

Skuhajte tjesteninu prema uputama na pakiranju dok ne bude al dente, čvrsta na zalogaj. Nakon što je tjestenina kuhana; prelijte preko cherry rajčica da se brzo blanšira. Dok se tjestenina kuha, u veliku zdjelu stavite špinat, fetu i kapare. Pomiješajte rajčice i tjesteninu sa smjesom od špinata. Prije ocijeđenja tjestenine, kuhana tjestenina se proporcionalno doda da se izmiksa. Na kraju začinite crnim paprom i ukrasite naribanim sirom. Poslužite odmah.

Uživati!

Waldorfska salata

Sastojci:

4 srednje jabuke, narezane na kockice

1/3 šalice nasjeckanih oraha

1/3 šalice grožđica

½ šalice nemasnog jogurta, grčkog ili običnog jogurta

3 stabljike nasjeckanog celera

metoda

Dodajte sve sastojke u veliku zdjelu i dobro promiješajte dok se svi sastojci ne sjedine. Ohladite preko noći i poslužite vrlo hladno.

Uživati!

Istuaeli salata

Sastojci:

1 zelena ili žuta paprika, sitno nasjeckana

1 oguljeni krastavac nasjeckan

2 žlice. Sok od limuna

1 žličica slan

1 žličica Svježe mljeveni papar

3 rajčice, nasjeckane

3 žlice. ekstra djevičansko maslinovo ulje

metoda

Dodajte sve sastojke u veliku zdjelu i dobro promiješajte dok se svi sastojci ne sjedine. Poslužite odmah, jer što ova salata više odstoji, to je vodenija.

Uživati!

Salata s kupus rezancima

Sastojci:

3 žlice. Maslinovo ulje 3 žlice. ocat 2 žlice. Šećer ½ pakiranja Ramen rezanaca

čajna žličica. Papar

1 velika žlica. Soja umak s niskim sadržajem natrija

1 crveni ili zeleni kupus

2 zelena luka, nasjeckana

1 oguljena mrkva, naribana

1 paket mljevenih ramen rezanaca

metoda

Svi sastojci se sjedine u velikoj zdjeli. Nastavite miješati da se šećer otopi.

Zatim se spoje prva tri glavna sastojka ove salate i onda se sve dobro izmiješa. U to se dodaju mljeveni ramen rezanci. Zatim se dodaju ostali sastojci i zatim više puta miješaju. Poslužite odmah ili poklopite i ostavite u hladnjaku da se okusi stope.

Uživati!

Meksička salata od crnog graha

Sastojci

1 1/2 konzerva kuhanog crnog graha

2 zrele rajčice datulje, narezane na kockice

3 mlada luka, narezana na ploške

1 velika žlica. Svježi sok od limete

2 žlice. nasjeckani svježi cilantro

Sol i svježe mljeveni crni papar po ukusu

1/3 šalice kukuruza

2 žlice. Maslinovo ulje

metoda

Pomiješajte sve sastojke u srednjoj zdjeli i lagano promiješajte. Ostavite salatu da odstoji u hladnjaku do posluživanja. Poslužite hladno.

Uživati!

Salsa od crnog graha i kukuruza

Sastojci:

1 konzerva crnog graha

3 žlice. nasjeckani svježi korijander

1 limenka žutog i bijelog kukuruza

¼ šalice nasjeckanog luka

1 može Rootle

Sok od limete ili iscijediti limetu

metoda

Ocijedite tekućinu iz crnog graha, korjenastog povrća i konzerviranog kukuruza i pomiješajte ih u velikoj zdjeli. Dodajte cilantro i luk i dobro promiješajte. Neposredno prije posluživanja iscijedite malo soka od limuna.

Uživati!

Pureća taco salata

Sastojci:

2 unce. Puran iz slobodnog uzgoja

2/4 šalice cheddar sira

1 1/2 šalice romaine salate, nasjeckane

1/8 šalice luka, nasjeckanog

½ unce. Tortilja čips

2 žlice. umak

¼ šalice crvenog graha

metoda

Dodajte sve sastojke osim tortilja čipsa u veliku zdjelu i dobro promiješajte. Neposredno prije posluživanja salatu pospite zdrobljenim tortiljama i odmah poslužite.

Uživati!

Duga voćna salata

Sastojci

Voćna salata:

1 veliki oguljeni mango, narezan na kockice

2 šalice borovnica

2 narezane banane

2 šalice jagoda

2 šalice grožđa bez sjemenki

2 žlice. Sok od limuna

1 ½ žlica Med

2 šalice grožđa bez sjemenki

2 neoguljene nektarine, narezane na ploške

1 oguljeni, narezani kivi

Umak od naranče i meda:

1/3 šalice nezaslađenog soka od naranče

čajna žličica. mljeveni đumbir

prstohvat muškatnog oraščića

metoda

Dodajte sve sastojke u veliku zdjelu i dobro promiješajte dok se svi sastojci ne sjedine. Ohladite preko noći i poslužite vrlo hladno.

Uživati!

Voćna salata Sunce

Sastojci:

3 kivija, narezana na komade veličine zalogaja

320 unci. Komadići ananasa u soku

215 unci. Ocijeđene mandarine, konzervirane u laganom sirupu

2 banane

metoda

Pomiješajte sve sastojke u velikoj zdjeli i ostavite u hladnjaku najmanje 2 sata. Ovu salatu poslužite hladnu.

Uživati!

Salata od citrusa i crnog graha

Sastojci:

1 grejp oguljen, izrezan

2 naranče oguljene, rasječene

1 16 unci. Ocijeđena konzerva crnog graha

½ šalice nasjeckanog crvenog luka

½ avokada narezanog

2 žlice. Sok od limuna

Crni papar po ukusu

metoda

Pomiješajte sve sastojke u velikoj zdjeli i poslužite na sobnoj temperaturi.

Uživati!

Pikantna salata od krastavaca i luka

Sastojci

2 krastavca, tanko narezana

½ žličice slan

čajna žličica. crni papar

2 žlice. Granulirani šećer

1/3 šalice jabukovače octa

1 tanko narezan luk

1/3 šalice vode

metoda

U tanjur naizmjenično slažite krastavce i luk. Ostatak sastojaka stavite u blender i miksajte dok ne dobijete glatku smjesu. Ohladite preljev u hladnjaku nekoliko sati. Neposredno prije posluživanja prelijte dressing preko krastavaca i luka i odmah poslužite.

Uživati!

Vrtna salata s borovnicama i ciklom

Sastojci:

1 glavica zelene salate

1 šaka borovnica

1 unca. izmrvljeni kozji sir

2 pečene cikle

5-6 cherry rajčica

¼ šalice konzervirane tune

Sol, po ukusu

Papar, po ukusu

metoda

Sve sastojke stavite u podmazan pleh i prekrijte folijom. Pecite u prethodno zagrijanoj pećnici na 250 stupnjeva C oko sat vremena. Malo ohladite i začinite po želji. Poslužite vruće.

Uživati!

Salata od cvjetače ili krumpira

Sastojci

1 glavica cvjetače, kuhana i narezana na cvjetove

¼ šalice obranog mlijeka

6 žličica sjajiti

¾ žličice jabučni ocat

5 žlica. Lagana majoneza

2 žličice Senf

metoda

Pomiješajte sve sastojke osim cvjetače i miksajte dok ne dobijete glatku smjesu. Neposredno prije posluživanja kuhanu cvjetaču začinite pripremljenim umakom i poslužite vruću.

Uživati!

Salata od krastavaca i kopra

Sastojci:

1 šalica bezmasnog ili nemasnog grčkog jogurta

Posolite i popaprite po ukusu

6 šalica krastavaca, tanko narezanih

½ šalice luka, tanko narezanog

¼ šalice soka od limuna

2 režnja mljevenog češnjaka

1/8 šalice kopra

metoda

Ocijedite višak vode iz jogurta i ostavite da se ohladi oko 30 minuta. Jogurt sjediniti s ostalim sastojcima i dobro promiješati. Stavite u hladnjak na još sat vremena i poslužite vrlo hladno.

Uživati!

Lažna krumpir salata

Sastojci

16 žlica. Majoneza bez masti

5 šalica kuhane cvjetače, narezane na cvjetove

¼ šalice žute gorušice

¼ šalice nasjeckanog celera

½ šalice narezanog krastavca

1 velika žlica. sjemenke žute gorušice

¼ šalice kiselih krastavaca narezanih na kockice

½ žličice Češnjak u prahu

metoda

Dodajte sve sastojke u veliku zdjelu i dobro promiješajte dok se svi sastojci ne sjedine. Ohladite preko noći i poslužite vrlo hladno. Cvjetaču možete zamijeniti i krumpirom, jelo je jednako dobrog okusa.

Uživati!

Salata od krumpira i krastavaca Bonnie tete

Sastojci

2-3 šalice mladog krumpira

1 velika žlica. Kopra kopra

1 velika žlica. Dijon senf

šalica lanenog ulja

4 vlasca sitno nasjeckana

2 žličice kopar, nasjeckani

čajna žličica. Papar

3-4 šalice krastavca

čajna žličica. slan

metoda

Pomiješajte sve sastojke u velikoj zdjeli i dobro promiješajte dok se svi sastojci ne sjedine, neposredno prije posluživanja. Poslužite odmah.

Uživati!

Salata od špinata s bobicama

Sastojci

½ šalice narezanih jagoda

¼ šalice malina

šalica Newman's Light raspberry orah preljeva

kup borovnice

¼ šalice nasjeckanih badema

4 šalice špinata

¼ šalice nasjeckanog crvenog luka

metoda

Dodajte sve sastojke u veliku zdjelu i dobro promiješajte dok se svi sastojci ne sjedine. Ohladite preko noći i poslužite vrlo hladno.

Uživati!

Tubula salata

Sastojci

1 šalica pšeničnog bulgura

1 kosani luk

4 ljutike, sitno nasjeckane

Posolite i popaprite po ukusu

2 šalice nasjeckanog lišća peršina

šalica soka od limuna

2 šalice kipuće vode

2 srednje rajčice, narezane na kockice

šalica maslinovog ulja

1 šalica nasjeckane metvice

metoda

Zakuhajte vodu u srednje velikoj posudi. Nakon uklanjanja s vatre, prelijte trubu i pokrijte čvrstim poklopcem te ostavite sa strane 30 minuta. Odlijte višak vode. Dodajte preostale sastojke i dobro promiješajte. Poslužite odmah.

Uživati!

BLT salata s preljevom od majoneze od bosiljka

Sastojci

½ funte slanine

½ šalice majoneze

2 žlice. Crni vinski ocat

¼ šalice nasjeckanog bosiljka

1 žličica mljeveni crni papar

1 velika žlica. Repičino ulje

1 funta zelene salate - oprati, osušiti i narezati na komade veličine zalogaja

¼ pola litre cherry rajčica

metoda

Slaninu stavite u veliku duboku tavu. Kuhajte na srednjoj vatri dok ravnomjerno ne porumene. U manju zdjelu dodajte ocijeđenu slaninu, majonezu, bosiljak i ocat te promiješajte. Pokrijte i ostavite na sobnoj temperaturi. U velikoj zdjeli pomiješajte zelenu salatu, slaninu i krutone, rajčice. Dresing preliti preko salate. poslužiti.

Uživati!

Cezar salata na žaru s nožem i vilicom

Sastojci

1 dugačak tanki baget

¼ šalice maslinovog ulja, podijeljeno

2 češnjaka, prepolovljena

1 manja rajčica

1 romaine salata, vanjske listove odbaciti

Sol i krupno mljeveni crni papar po ukusu

1 šalica preljeva za Cezar salatu ili po ukusu

½ šalice pahuljica parmezana

metoda

Zagrijte roštilj na laganoj vatri i lagano namastite roštilj. Izrežite baguette na 4 dugačke kriške debljine oko 1/2 inča. Svaku prerezanu stranu lagano premažite s otprilike polovicom maslinovog ulja. Pecite ploške baguettea na prethodno zagrijanom roštilju dok ne postanu lagano hrskave, 2 do 3 minute po strani. Svaku stranu kriški baguettea natrljajte prerezanom stranom češnjaka i prerezanom stranom rajčice. Premažite 2 odrezane strane četvrtina romana preostalim maslinovim uljem. Obucite ih svaku Cezar preljevom.

Uživati!

Rimska salata od jagoda

Sastojci:

1 zelena salata, oprana, osušena i nasjeckana

2 vezice špinata oprati, osušiti i nasjeckati

2 litre narezanih jagoda

1 bermudski luk

½ šalice majoneze

2 žlice. Bijeli vinski ocat

1/3 šalice bijelog šećera Bijeli

šalica mlijeka

2 žlice. Mak

metoda

U velikoj zdjeli za salatu pomiješajte zelenu salatu, špinat, jagode i narezani luk. U staklenku s čvrstim poklopcem pomiješajte majonezu, ocat, šećer, mlijeko i mak. Dobro protresite i dressingom prelijte salatu. Miješajte dok se ne ujednači. Poslužite odmah.

Uživati!

Grčka salata

Sastojci:

1 sušena zelena salata

6 unci crnih maslina bez koštica

1 zelena paprika, nasjeckana

1 sitno narezan crveni luk

6 žlica Maslinovo ulje

1 crvena paprika, nasjeckana

2 velike rajčice, nasjeckane

1 krastavac, narezan na ploške

1 šalica izmrvljenog feta sira

1 žličica Osušeni origano

1 limun

metoda

U velikoj zdjeli za salatu dobro izmiješajte romaine, luk, masline, papriku, krastavce, rajčice i sir. Pomiješajte maslinovo ulje, limunov sok, origano i crni papar. Dresing prelijte preko salate, promiješajte i poslužite.

Uživati!

Salata od jagoda i fete

Sastojci

1 šalica narezanih badema

2 režnja mljevenog češnjaka

1 žličica Med1 šalica biljnog ulja

1 zelena salata,

1 žličica Dijon senf

¼ šalice octa od maline

2 žlice. Balsamico ocat

2 žlice. smeđi šećer

1 litra narezanih jagoda

1 šalica izmrvljenog feta sira

metoda

Zagrijte ulje u tavi na srednjoj vatri, kuhajte bademe, često miješajući, dok lagano ne popeku. Maknite s vatre. U zdjeli pripremite preljev tako što ćete pomiješati balsamico ocat, smeđi šećer i biljno ulje. U velikoj zdjeli pomiješajte bademe, feta sir i zelenu salatu. Prelijte salatu preljevom neposredno prije posluživanja.

Uživati!

Salata od mesa

Sastojci

odrezak od 1 funte

1/3 šalice maslinovog ulja

3 žlice. Crni vinski ocat

2 žlice. Sok od limuna

1 češanj češnjaka, samljeven

½ žličice slan

1/8 žličice Mljeveni crni papar

1 žličica Worcestershire umak

1 mrkva, narezana na ploške

½ šalice narezanog crvenog luka

¼ šalice punjenih narezanih zelenih maslina pimenta

metoda

Zagrijte roštilj na visoku temperaturu. Odrezak stavite na roštilj i pecite 5 minuta sa svake strane. Maknite s vatre i ostavite stajati dok se ne ohladi. U maloj posudi pomiješajte maslinovo ulje, ocat, limunov sok, češnjak, sol, papar i Worcestershire umak. Sjediniti sir. Zatim prekrijte i stavite preljev u hladnjak. Odrezak prelijte dressingom neposredno prije posluživanja. Poslužite s pečenim baguette krutonima.

Uživati!

Salata od badema i mandarina

Sastojci:

1 zelena salata

11 unci mandarina, ocijeđenih

6 glavica mladog luka, tanko narezanih

½ šalice maslinovog ulja 1 žlica. bijeli šećer

1 žličica Mljevena crvena paprika u listićima

2 žlice. bijeli šećer

½ šalice narezanih badema

¼ čaše crvenog vinskog octa

Mljeveni crni papar po ukusu

metoda

Pomiješajte zelenu salatu, naranče i zeleni luk u velikoj zdjeli. U lonac dodajte šećer i miješajte dok se šećer ne počne topiti. Neprekidno miješati. Dodajte bademe i miješajte dok se ne prekriju. Preokrenite bademe na tanjur i ostavite da se ohlade. Pomiješajte maslinovo ulje, crveni vinski ocat, 1 žlicu. šećer, ljuskice crvene paprike i crni papar u staklenku s hermetičkim poklopcem. Prije posluživanja prelijte zelenu salatu preljevom za salatu dok ne bude premazana. Prebacite u zdjelu za posluživanje i poslužite posuto ušećerenim bademima. Poslužite odmah.

Uživati!

Tropska salata s vinaigretteom od ananasa

Sastojci

6 kriški slanine

¼ šalice soka od ananasa

3 žlice. Crni vinski ocat

šalica maslinovog ulja

Svježe mljeveni crni papar po ukusu

Posolite po ukusu

Pakiranje od 10 oz nasjeckane zelene salate

1 šalica ananasa narezanog na kockice

½ šalice nasjeckanih, prženih oraha makadamije

3 nasjeckana zelena luka

¼ šalice prženog kokosa u listićima

metoda

Slaninu stavite u veliku duboku tavu. Kuhajte na srednjoj vatri dok ravnomjerno ne porumene, oko 10 minuta. Slaninu ocijedite i izmrvite. U staklenku s poklopcem stavite sok od ananasa, vinski ocat, ulje, sol i papar. Poklopiti da se dobro protrese. Pomiješajte ostale sastojke i dodajte preljev. Ukrasite prženim kokosom. Poslužite odmah.

Uživati!

Salata od začinjene kruške i plavog sira

Sastojci

1/3 šalice kečapa

½ šalice destiliranog bijelog octa

¾ šalice bijelog šećera

2 žličice slan

1 šalica uljane repice

2 glavice zelene salate narezane na komade

4 unce izmrvljenog plavog sira

2 kruške oguljene, očišćene od koštice i nasjeckane

½ šalice prženih nasjeckanih oraha

½ crvenog luka, nasjeckanog

metoda

U maloj posudi dobro pomiješajte kečap, šećer, ocat i sol. Postupno ulijevajte ulje, neprestano miješajući, dok se dobro ne sjedini. U velikoj zdjeli za posluživanje pomiješajte zelenu salatu, plavi sir, kruške, orahe i crveni luk. Prelijte preljev preko salate i promiješajte.

Uživati!

Pikantna talijanska salata

Sastojci:

½ šalice uljane repice

1/3 šalice octa od estragona

1 velika žlica. bijeli šećer

1 crvena paprika, narezana na trakice

1 ribana mrkva

1 sitno narezan crveni luk

šalica crnih maslina

¼ šalice zelenih maslina bez koštica

½ šalice narezanog krastavca

2 žlice. Ribani rimski sir

Mljeveni crni papar po ukusu

metoda

U srednjoj zdjeli pomiješajte ulje kanole, šećer, suhi senf, majčinu dušicu i češnjak. U velikoj zdjeli pomiješajte zelenu salatu, crvenu papriku, mrkvu, crveni luk, srca artičoke, crne masline, zelene masline, krastavac i romano sir. Stavite u hladnjak na 4 sata, ili preko noći. Posolite i popaprite. Poslužite hladno.

Uživati!

Cezar salata

Sastojci:

1 glavica zelene salate

2 šalice krutona

sok od 1 limuna

1 Worcestershire Dash umak

6 češnja češnjaka, nasjeckanog

1 velika žlica. Dijon senf

½ šalice maslinovog ulja

¼ šalice ribanog parmezana

metoda

Zgnječite krutone u dubokoj posudi. Staviti na stranu. Pomiješajte senf, limunov sok i Worcestershire umak u zdjeli. Dobro izmiksati u mikseru i polako dodavati maslinovo ulje dok ne postane kremasto. Dresing preliti preko zelene salate. Dodajte krutone i sir i dobro promiješajte. Poslužite odmah.

Uživati!

Salata sa šunkom, karameliziranim kruškama i orasima

Sastojci:

2 šalice soka od naranče

2 žlice. Crni vinski ocat

2 žlice. sitno narezan crveni luk

1 velika žlica. bijeli šećer

1 velika žlica. bijelo vino

1 šalica prepolovljenih oraha

½ šalice bijelog šećera

čaša vode

¾ šalice ekstra djevičanskog maslinovog ulja

1 velika žlica. Maslac

2 kruške - oguljene, izvadite košticu i narežite na kriške

Šunka, tanko narezana - 1/4 lb

2 rimska srca, isprana i razderana

metoda

U srednje velikoj tavi prvo zagrijte sok od naranče na srednjoj vatri, često miješajući, dok se ne smanji za 1/4. Stavite u blender zajedno s octom, lukom, šećerom, vinom, soli i paprom. Otopite maslac u tavi koja se ne lijepi na srednjoj vatri dok nastavljate miješati na niskoj brzini, skinite čep i pokapajte maslinovim uljem da preljev postane emulgiran. Dodajte šećer i vodu i kuhajte uz stalno miješanje. Pirjajte kruške i orahe na maslacu 3 minute. Maknite s vatre i ostavite sa strane da se ohladi. Dodajte vinaigrette. Sada poslužite na velikom talijanskom pladnju.

Uživati!

Salata od romana i mandarina s preljevom od maka

Sastojci:

6 kriški slanine

1/3 šalice jabučnog octa

šalica bijelog šećera

½ šalice krupno nasjeckanog crvenog luka

½ žličice Suhi senf u prahu

čajna žličica. slan

½ šalice biljnog ulja 1 žličica. Mak

10 šalica natrganih listova zelene salate

10 oz ocijeđenih segmenata mandarine

¼ šalice prženih badema u listićima

metoda

Zažutite slaninu u tavi. Ocijedite, izmrvite i ostavite sa strane. U zdjelu blendera stavite ocat, šećer, crveni luk, senf u prahu i sol. Smanjite brzinu blendera na srednje nisku. Dodajte mak i miješajte dok se ne sjedini i preljev ne postane kremast. Pomiješajte zelenu salatu s izmrvljenom slaninom i mandarinama u velikoj zdjeli. Prelijte preljevom i odmah poslužite.

Uživati!

Restoranska kućna salata

Sastojci:

Mijenjajte porcije

1 veća glavica zelene salate - oprane, osušene i nasjeckane

4 oz Jar pimento paprike narezane na kockice, ocijeđene

2/3 šalice ekstra djevičanskog maslinovog ulja

1/3 šalice crvenog vinskog octa

1 žličica slan

1 velika ledena santa - isprati, osušiti i nasjeckati

14 oz srca artičoke, ocijeđena i narezana na četvrtine

1 šalica narezanog crvenog luka

čajna žličica. Mljeveni crni papar

2/3 šalice sira - naribanog parmezana

metoda

Pomiješajte sve sastojke u posudi i dobro promiješajte. Poslužite odmah.

Uživati!

Salata od špinata

Sastojci:

Mijenjajte porcije

½ šalice bijelog šećera

1 šalica biljnog ulja

2 žlice. Worcestershire umak

1/3 šalice kečapa

½ šalice bijelog octa

1 manja glavica luka nasjeckana

450 g špinata - oprati, osušiti i narezati na komade veličine zalogaja

4 oz nasjeckanih ocijeđenih vodenih kestena

5 kriški slanine

metoda

Pomiješajte sve sastojke u posudi i dobro promiješajte. Poslužite odmah.

Uživati!

Salata od špinata Super Seven

Sastojci:

Pakiranje listova mladog špinata od 6 oz

1/3 šalice cheddar sira narezanog na kockice

1 Fuji jabuka oguljena, očišćena od jezgre i narezana na kockice

1/3 šalice sitno nasjeckanog crvenog luka

¼ šalice zaslađenih suhih brusnica

1/3 šalice blanširanih badema u listićima

3 žlice. Preljev za salatu od maka

metoda

Pomiješajte sve sastojke u posudi i dobro promiješajte. Poslužite odmah.

Uživati!

Ukusna salata

Sastojci:

8 šalica mladog lišća špinata

11 oz limenka ocijeđenih mandarina

½ srednjeg crvenog luka, odvojeno narezanog

1 šalica izmrvljenog feta sira

1 šalica vinaigrette balzamičnog preljeva za salatu

1 1/2 šalice zaslađenih suhih brusnica

1 šalica u medu prženih narezanih badema

metoda

Pomiješajte sve sastojke u posudi i dobro promiješajte. Poslužite odmah.

Uživati!

Salata od špinata i ječma

Sastojci:

Nekuhana Orzo tjestenina pakiranje od 16 oz

Pakiranje od 10 oz sitno nasjeckanih listova mladog špinata

½ funte izmrvljenog feta sira

½ dobro nasjeckanog crvenog luka

šalica pinjola

½ žličice Osušeni bosiljak

čajna žličica. Mljeveni bijeli papar

½ šalice maslinovog ulja

½ šalice balzamičnog octa

metoda

Zakuhajte veliki lonac lagano posoljene vode. Prebacite u veliku zdjelu i dodajte špinat, fetu, luk, pinjole, bosiljak i bijeli papar. Dodajte ječam i kuhajte 8-10 minuta, ocijedite i isperite hladnom vodom. Začinite maslinovim uljem i balzamičnim octom. Ohladite i poslužite hladno.

Uživati!

Salata od jagoda, kivija i špinata

Sastojci:

2 žlice. Malinov ocat

2 1/2 žlice Džem od malina

1/3 šalice biljnog ulja

8 šalica špinata, opranog i narezanog na komade veličine zalogaja

½ šalice nasjeckanih oraha

8 jagoda narezati na četvrtine

2 oguljena i narezana kivija

metoda

Pomiješajte sve sastojke u posudi i dobro promiješajte. Poslužite odmah.

Uživati!

Salata od špinata i nara

Sastojci:

1 vrećica lišća mladog špinata od 10 unci, ispranih i ocijeđenih

1/4 crvenog luka, vrlo tanko narezanog

1/2 šalice nasjeckanih oraha

1/2 šalice izmrvljene fete

1/4 šalice klica lucerne, po želji

1 šipak, oguljen i bez sjemenki

4 žlice. balsamico ocat

metoda

Stavite špinat u zdjelu za salatu. Ukrasite crvenim lukom, orasima, fetom i prokulicama. Po vrhu pospite sjemenke nara i pokapajte vinaigretteom.

Uživati!

Salata od špinata s preljevom od želea od paprike

Sastojci:

3 žlice. Fini žele od papra

2 žlice. Maslinovo ulje

1/8 žličice slan

2 šalice mladog lišća špinata

2 unce nasjeckanog kozjeg sira

1/8 žličice Dijon senf

metoda

Pomiješajte sve sastojke u posudi i dobro promiješajte. Poslužite odmah.

Uživati!

Super jednostavna salata od špinata i crvene paprike

Sastojci:

šalica maslinovog ulja

Pakiranje sa špinatom od 6 oz

½ šalice sira - naribanog parmezana

šalica rižinog octa

1 sitno nasjeckana crvena paprika

metoda

Pomiješajte sve sastojke u posudi i dobro promiješajte. Poslužite odmah.

Uživati!

Salata od špinata, lubenice i mente

Sastojci:

1 velika žlica. Mak

¼ šalice bijelog šećera 10 oz Vrećica mladog lišća špinata

1 šalica jabučnog octa

šalica Worcestershire umaka

½ šalice biljnog ulja

1 velika žlica. sezam

2 šalice lubenice narezane na kockice sa sjemenkama

1 šalica sitno nasjeckanih listova mente

1 manji crveni luk sitno narezan

1 šalica nasjeckanih tostiranih oraha oraha

metoda

Pomiješajte sve sastojke u posudi i dobro promiješajte. Poslužite odmah.

Uživati!

Prekrasna salata od nara

Sastojci:

Limenka od 10oz ocijeđenih mandarina

10 unci mladog lišća špinata

10 unci listova rukole

1 šipak oguljen i odvojen od sjemenki

½ crvenog luka sitno narezanog

metoda

Pomiješajte sve sastojke u posudi i dobro promiješajte. Poslužite odmah.

Uživati!

Hrskava salata od jabuka i badema

Sastojci:

Pakiranje miješane salate od 10 oz

½ šalice nasjeckanih badema

½ šalice izmrvljenog feta sira

1 šalica nasjeckane pite od jabuka bez jezgre

¼ šalice narezanog crvenog luka

šalica zlatnih grožđica

1 šalica vinaigrette preljeva za salatu od malina

metoda

Pomiješajte sve sastojke u posudi i dobro promiješajte. Poslužite odmah.

Uživati!

Užitak od mandarine, gorgonzole i badema

Sastojci:

½ šalice blanširanih badema u listićima, suho prženih

1 šalica gorgonzole

2 žlice. Crni vinski ocat

11 oz mandarina, sok sačuvan

2 žlice. Biljno ulje

12 oz miješane salate

metoda

Pomiješajte sve sastojke u posudi i dobro promiješajte. Poslužite odmah.

Uživati!

Rimska salata i pirjane naranče

Sastojci:

½ šalice soka od naranče

1 veća glavica zelene salate - natrgana, oprana i osušena

3 limenke mandarina

½ šalice nasjeckanih badema

3 žlice. Maslinovo ulje

2 žlice. Crni vinski ocat

½ žličice Mljeveni crni papar

čajna žličica. slan

metoda

Pomiješajte sve sastojke u posudi i dobro promiješajte. Poslužite odmah.

Uživati!

Salata koja izaziva ovisnost

Sastojci:

1 šalica majoneze

½ šalice ribanog svježeg sira

½ šalice naribane mrkve

¼ šalice svježeg sira - naribanog parmezana

2 žlice. bijeli šećer

Pakiranje od 10 oz mješavine proljetne zelene salate

½ šalice malih cvjetova cvjetače Mali

½ šalice slanine

metoda

U maloj zdjeli pomiješajte 1/4 šalice parmezana, šećer i majonezu dok se dobro ne sjedine. Pokrijte i stavite u hladnjak preko noći. Pomiješajte zelenu salatu, komadiće slanine, 1/2 šalice mrkve, parmezan sir, cvjetaču u velikoj zdjeli za posluživanje. Prelijte ohlađenim preljevom neposredno prije posluživanja.

Uživati!

Salata od kelja s narom, suncokretovim sjemenkama i lističima badema

Sastojci:

½ funte kupusa

1 1/2 šalice sjemenki nara

5 žlica. Balsamico ocat

3 žlice. ekstra djevičansko maslinovo ulje

2 žlice. Sjemenke suncokreta

1/3 šalice narezanih badema

5 žlica. Rižin ocat s okusom čilija

Posolite po ukusu

metoda

Operite i otresite kupus od viška vode. Listove nasjeckajte dok ne budu fini, ali još uvijek malo lisnati. Narezani bademi, nasjeckani kupus, sjemenke nara i suncokreta pomiješaju se u velikoj zdjeli; baciti za kombiniranje. Uklonite rebra i središnje peteljke. Mješavina maslinovog ulja, rižinog octa i balzamičnog octa pokapa se preko smjese kupusa i promiješa. Za serviranje se začini solju.

Uživati!

Feta salata od nara s vinogretom od Dijon limuna

Sastojci:

Pakiranje miješanog povrća od 10 oz za djecu

Pakiranje od 8 oz mrvljenog feta sira

1 limun naribati i iscijediti

1 žličica Dijon senf

1 šipak oguljen i odvojen od sjemenki

3 žlice. Crni vinski ocat

3 žlice. Ekstra djevičansko maslinovo ulje

Posolite i popaprite po ukusu

metoda

Zelena salata, feta sir i sjemenke nara se stave u veliku zdjelu. Zatim, limunov sok i korica, ocat, senf, sol, maslinovo ulje i papar pomiješajte zajedno u zasebnoj velikoj zdjeli. Smjesa se prelije preko salate i promiješa da se prekrije. Poslužite odmah za kopanje.

Uživati!

Rikula, komorač i naranča

Sastojci:

½ žličice Mljeveni crni papar

šalica maslinovog ulja

1 vezica rikule

1 velika žlica. Med

1 velika žlica. Sok od limuna

½ žličice slan

2 Oguljena i izrezana naranča

1 lukovica komorača tanko narezana

2 žlice. Narezane crne masline

metoda

Pomiješajte sve sastojke u velikoj zdjeli i dobro promiješajte. Poslužite odmah. Uživati!

Salata od avokada i lubenice od špinata

Sastojci:

2 velika avokada oguljena, bez koštica i narezana na kockice

4 šalice lubenice narezane na kockice

4 šalice listova špinata

1 šalica vinaigrette balzamičnog preljeva za salatu

metoda

Pomiješajte sve sastojke u velikoj zdjeli i dobro promiješajte. Poslužite hladno.

Uživati!

Salata od avokada, kelja i kvinoje

Sastojci

2/3 šalice kvinoje

1 vezica kelja narezana na komadiće veličine zalogaja

½ avokada, oguljenog i narezanog na kockice

1/3 šalice nasjeckane crvene paprike

½ šalice krastavca, narezanog na kockice

2 žlice. Crveni luk sitno nasjeckan

1 1/3 šalice vode

1 velika žlica. Mrvljena feta

Za začin

¼ šalice maslinovog ulja 2 žlice. Sok od limuna

1 ½ žlica Dijon senf

čajna žličica. Morska sol

čajna žličica. Crni papar, svježe mljeveni

metoda

Stavite kvinoju i vodu u lonac. Pustite da prokuha. Smanjite vatru i kuhajte 15 do 20 minuta. Držite to sa strane. Kupus kuhajte kuhačom na pari 45 sekundi. Sve sastojke za preljev umutiti u posudi. Pomiješajte kelj, kvinoju, avokado i ostale sastojke te prelijte preljevom za salatu.

Uživati!

Salata od tikvica s posebnim preljevom

Sastojci

6 manjih tikvica, tanko narezanih

½ šalice zelene paprike, nasjeckane

½ šalice luka, narezanog na kockice

½ šalice celera, narezanog na kockice

1 staklenka Pimientos, ocijeđen i narezan na kockice

2/3 šalice octa

3 žlice. Bijeli vinski ocat

1/3 šalice biljnog ulja

½ šalice šećera

½ žličice Papar

½ žličice slan

metoda

Pomiješajte sve povrće u srednjoj zdjeli i ostavite sa strane. Sve ostale sastojke pomiješajte u staklenku s hermetičkim poklopcem. Smjesu snažno protresite i prelijte preko povrća. Lagano popržite povrće. Pokrijte i stavite u hladnjak preko noći ili najmanje 8 sati. Poslužuje se hladno.

Uživati!

Salata od povrća i slanine

Sastojci

3 šalice nasjeckane brokule

3 šalice nasjeckane cvjetače

3 šalice nasjeckanog celera

6 kriški slanine

1 1/2 šalice majoneze

šalica parmezana

1 paket smrznutog graška, odmrznutog

1 šalica zaslađenih suhih brusnica

1 šalica španjolskog kikirikija

2 žlice. ribani luk

1 velika žlica. Bijeli vinski ocat

1 žličica slan

¼ šalice bijelog šećera

metoda

Pancetu kuhajte u velikoj dubokoj tavi dok lijepo ne porumeni. Stavite na tanjur i izmrvite. U velikoj zdjeli pomiješajte brokulu, cvjetaču, grašak, brusnice i celer. U drugoj zdjeli pomiješajte sir, majonezu, luk, šećer, ocat i sol. Smjesu prelijte preko povrća. Dodajte orahe, slaninu i dobro zapržite. Poslužite odmah ili hladno.

Uživati!

Hrskava salata od krastavaca

Sastojci

2 litre malih krastavaca, narezanih s korom

2 glavice luka narezane na tanke ploške

1 šalica octa

1 ¼ šalice šećera

1 velika žlica. slan

metoda

Pomiješajte luk, krastavac i sol u zdjeli i namačite 3 sata. Uzmite lonac i dodajte ocat te pustite da se zagrije. Dodajte šećer i neprestano miješajte dok se šećer ne otopi. Izvadite krastavac iz namočene smjese i ocijedite od viška tekućine. Dodajte krastavac u smjesu octa i promiješajte. Prebacite smjesu u plastične vrećice ili posude za zamrzavanje. Zamrzni ga. Odmrznite i poslužite hladno.

Uživati!

Šarena salata od povrća i sira

Sastojci

1/3 šalice crvene ili zelene paprike, narezane na kockice

1 šalica celera, narezanog na kockice

1 paket smrznutog graška

3 slatka kornišona sitno nasjeckana

6 Zelena salata

2/3 šalice majoneze ¾ šalice cheddar sira, narezanog na kockice

Papar, svježe mljeveni

Posolite po ukusu

metoda

Uzmi veliku zdjelu. Pomiješajte majonezu, sol i papar. U smjesu dodajte crvenu ili zelenu papriku, kisele krastavce, celer i grašak. Sve sastojke dobro promiješajte. Dodajte sir u smjesu. Stavite u hladnjak na 1 sat. Listove zelene salate stavite na tanjur za salatu i smjesu naslagajte na listove.

Uživati!

Kremasta salata od krastavaca

Sastojci

9 šalica krastavaca, oguljenih i tanko narezanih

8 glavica mladog luka, sitno nasjeckanog

čajna žličica. Luk sol

čajna žličica. Začinjeni češnjak sol

½ šalice jogurta

½ šalice nemasne majoneze

čajna žličica. Papar

2 kapi čili umaka

¼ šalice evaporiranog mlijeka

¼ šalice jabukovače octa

šalica šećera

metoda

Uzmi veliku zdjelu. U zdjelu stavite krastavac, mladi luk, sol od **luka, sol od** češnjaka i jogurt te dobro promiješajte. Pomiješajte majonezu, **papar, umak** od papra, mlijeko, ocat, šećer i napravite jednoličnu smjesu. P**reljev** rasporedite po smjesi krastavaca. Dobro izmiješajte tako da sve **povrće bude** prekriveno preljevom. Ohladite salatu 4 sata u hladnjaku. Pos**lužite ga** hladnog.

Uživati!

Salata od slanine i brokule

Sastojci

1 šalica brokule, narezane na komade veličine zalogaja

10 kriški slanine

¼ šalice crvenog luka, sitno nasjeckanog

½ šalice grožđica

3 žlice. Bijeli vinski ocat

1 šalica majoneze

1 šalica suncokretovih sjemenki

2 žlice. bijeli šečer

metoda

Uzmite veliku tavu. Pancetu kuhajte dok ravnomjerno ne porumeni. Izmrvite i ostavite sa strane. Stavite brokulu, grožđice i luk u zdjelu i promiješajte da se sjedine. Uzmite malu zdjelu i umutite majonezu, ocat i šećer. Prebacite ga u smjesu s brokulom i promiješajte. Stavite u hladnjak na dva sata. Prije posluživanja dodajte slaninu i suncokretove sjemenke.

Uživati!

Salata od povrća i kukuruzni kruh

Sastojci

1 šalica kukuruznog kruha, grubo izmrvljenog

1 konzerva cijelog kukuruza, ocijeđenog

½ šalice luka, sitno nasjeckanog

½ šalice nasjeckanog krastavca

½ šalice brokule, nasjeckane

½ šalice zelene paprike i slatke crvene paprike, sitno nasjeckane

½ šalice rajčice bez sjemenki, nasjeckane

½ šalice papra u zrnu

Ranch preljev za salatu

Posolite i popaprite po ukusu

Listovi zelene salate

metoda

Uzmi veliku zdjelu. Dodajte kukuruzni kruh i povrće. Promiješajte smjesu. Preko smjese prelijte preljev za salatu. Dodajte sol i papar po vlastitom ukusu. Baci ga ponovno. Pokrijte smjesu i stavite u hladnjak na najmanje 4 sata. Salatu stavite na listove zelene salate i poslužite.

Uživati!

Salata od graha i povrća

Sastojci

2 konzerve cijelog kukuruza, ocijeđenog

1 konzerva crnog graha, ispranog i ocijeđenog

8 glavica mladog luka, sitno nasjeckanog

2 jalapeno paprike, očišćene od sjemenki i sitno nasjeckane

1 zelena paprika, tanko narezana

1 avokado, oguljen i narezan na kockice

1 staklenka paprike pi

3 rajčice, narezane na ploške

1/2 šalice talijanskog preljeva za salatu

1/2 žličice začinjeni češnjak sol

1 šalica nasjeckanog korijandera

1 limeta, ocijeđena

metoda

Pomiješajte crni grah i kukuruz u velikoj zdjeli. Dodajte mladi luk, papriku, jalapeno papričicu, piment, avokado i rajčice i promiješajte da se sjedine. U smjesu dodajte korijander, sok limete i talijansko bilje. Dodajte češnjak sol za okus. Baci pravo. Poslužite ga hladnog.

Uživati!

Salata od kukuruza i maslina

Sastojci

1 paket smrznutog kukuruza

3 kuhana jaja

½ šalice majoneze

1/3 šalice maslina punjenih paprikom Pi

2 žlice. Vlasac nasjeckan

½ žličice Čili prah

čajna žličica. Kumin u prahu

1/8 žličice slan

metoda

Pomiješajte kukuruz, narezana jaja i masline u velikoj zdjeli. Pomiješajte majonezu i ostale sastojke za preljev u srednjoj zdjeli. Dodajte majonezu u smjesu kukuruza. Dobro izmiješajte tako da svo povrće i kukuruz budu prekriveni majonezom. Poklopiti zdjelu. Stavite u hladnjak na 2 sata. Poslužite hladno.

Uživati!

Salata od kukuruza

Sastojci

6 Kukuruz, oguljen, opran i ocijeđen

3 velike rajčice

1 tanko narezan luk

šalica nasjeckanog bosiljka

2 žlice. bijeli ocat

šalica maslinovog ulja

Posolite i popaprite po ukusu

metoda

Sjemenke skuhajte u loncu kipuće vode, ocijedite i ostavite sa strane da se ohlade. Izrežite jezgre s klipa. Uzmite veliku zdjelu za salatu. Pomiješajte kukuruz, bosiljak, luk, rajčice, ocat, sol i papar te ulje. Baci pravo. Poslužuje se hladno.

Uživati!

Svježa mađarska salata

Sastojci

1 pakiranje smrznute mješavine povrća, odmrznuto

1 šalica cvjetače

1/2 šalice narezanog mladog luka

1/2 šalice maslina punjenih narezanom paprikom

1/4 šalice uljane repice

3 žlice. bijeli ocat

1/4 žličice Papar

1 žličica začinjeni češnjak sol

metoda

Pomiješajte smrznuto povrće, cvjetaču, luk i masline u velikoj zdjeli. U blenderu pomiješajte ulje, češnjak, sol, ocat i papar. Prelijte preljev za salatu preko mješavine povrća. Baci pravo. Stavite u hladnjak na 2 sata prije posluživanja. Poslužite u lijepoj zdjelici.

Uživati!

Savršena mješavina rajčice, krastavca i luka

Sastojci

2 velika krastavca, prepolovljena i očišćena od sjemenki

1/3 šalice crvenog vinskog octa

1 velika žlica. bijeli šećer

1 žličica slan

3 veće rajčice narezane na komade

2/3 šalice krupno nasjeckanog crvenog luka

metoda

Pomiješajte sve sastojke i ostavite u hladnjaku preko noći. Poslužite hladno.

Uživati!

Klasična salata od krastavaca

Sastojci

2 velika krastavca, oguljena i narezana na ploške

1 veliki slatki luk, narezan na ploške

2 žličice slan

¼ šalice nasjeckane mrkve

1/3 šalice octa

1 žličica mljeveni đumbir

5 žličica bijeli šećer

čajna žličica. krupni crni papar

metoda

Pomiješajte sve sastojke i ostavite krastavac da se marinira preko noći u hladnjaku. Poslužite hladno.

Uživati!

Salata od rajčice s dodatkom trešnje

Sastojci

4 šalice prepolovljenih cherry rajčica

¼ šalice biljnog ulja

3 žlice. jabučni ocat

1 žličica suha

1 žličica sušeni bosiljak

1 žličica sušeni origano

½ žličice slan

1 žličica bijeli šećer

metoda

Sve sastojke pomiješajte u zdjeli i ostavite sa strane da rajčice malo omekšaju. Dobro promiješajte i odmah poslužite.

Uživati!

Salata od šparoga

Sastojci

1 1/2 funte šparoga, oguljene i narezane na komade od 2 inča

1 velika žlica. Rižin ocat

1 žličica Crni vinski ocat

1 žličica Umak od soje

1 žličica bijeli šećer

1 žličica Dijon senf

2 žlice. ulje od kikirikija

1 velika žlica. sezamovo ulje

1 velika žlica. sezam

metoda

Stavite rižin ocat, sojin umak, ocat od crvenog vina, šećer i senf u poklopljenu posudu i dobro promiješajte. Polako dodajte ulje od kikirikija i sezamovo ulje neprestano miješajući dok smjesa ne postane glatka. Držite to sa strane. Šparoge skuhajte u kipućoj vodi i ocijedite. Stavite šparoge u veliku zdjelu. Prelijte ih preljevom za salatu. Pospite susamom i promiješajte. Poslužite odmah.

Uživati!

Tjestenina i salata od crnog graha

Sastojci

6 unci kuhane i ocijeđene male tjestenine

1 konzerva crnog graška, isprana i ocijeđena

1 šalica narezanog mladog luka

¾ šalice oguljenog krastavca narezanog na kockice

¾ šalice rajčice narezane na kockice

¾ šalice zelene paprike narezane na kockice

1 mala jalapeno papričica, sitno nasjeckana

Za začin:

3 žlice. Repičino ulje

¼ čaše crvenog vinskog octa

1 žličica Osušeni bosiljak

1 žličica čili umak

1 žličica Čili prah

1 žličica šećer

½ žličice Sol s okusom

metoda

Pomiješajte tjesteninu, grašak, zeleni luk, krastavac, rajčicu, zelenu papriku i jalapeno papriku u zdjeli. Pomiješajte začine i posolite. Prelijte preljev preko mješavine povrća. Baci pravo. Poslužuje se hladno.

Uživati!

Salata od špinata i cikle

Sastojci

1/2 funte mladog špinata, opranog i osušenog tapkanjem

1 šalica krupno nasjeckanih oraha

2 1/2 žlice bijeli šećer

1/3 ukiseljene cikle

¼ šalice jabukovače octa

½ žličice Češnjak u prahu

1 žličica Granule od pilećeg temeljca

4 oz kozjeg sira, zdrobljenog

½ žličice crni papar

½ žličice slan

¼ šalice biljnog ulja

metoda

Orahe karamelizirajte u tavi i zajedno s malo šećera zagrijte na jakoj vatri. U sjeckalici izmiksajte ciklu s jabučnim octom, češnjakom u prahu, zrncima bujona, soli, preostalim šećerom i paprom. Ulijte ulje i ponovno miksajte dok ne postane glatko. Pomiješajte orahe i kandirani špinat i prelijte dressingom. Pospite sirom i odmah poslužite.

Uživati!

Salata od krumpira s balzamičnim octom

Sastojci

10 crvenih krumpira skuhanih i narezanih na kockice

1 tanko narezan luk

1 konzerva srca artičoke, narezana na četvrtine

½ šalice crvene paprike, pečene pa narezane na kockice

1 konzerva crnih maslina

½ šalice balzamičnog octa

1 žličica Osušeni origano

1 žličica Osušeni bosiljak

½ žličice Gorušica u prahu

3 žličice Maslinovo ulje

2 žlice. Svježi peršin

metoda

Sve sastojke pomiješajte u zdjeli i dobro promiješajte tako da se svi sastojci preliju octom. Stavite u hladnjak na 2-4 sata. Poslužite hladno.

Uživati!

Marinirana salata od rajčice

Sastojci

3 rajčice

2 žlice. Nasjeckani luk

1 velika žlica. Svježi bosiljak

1 velika žlica. Svježi peršin

½ režnja češnjaka

1/3 šalice maslinovog ulja

1/4 šalice crvenog vinskog octa

1/4 žličice Papar

Posolite po ukusu

metoda

Uzmite lijepi veliki tanjur i na njega stavite rajčice. Uzmite poklopljenu staklenku i dodajte ocat, ulje, bosiljak, peršin, češnjak i sitno nasjeckanu papriku i snažno protresite da se svi sastojci dobro promiješaju. Začinite smjesu prstohvatom soli ili po ukusu. Smjesu prelijte preko rajčica. Čvrsto pokrijte i stavite u hladnjak preko noći ili najmanje 4 sata. Poslužuje se hladno.

Uživati!

Ukusna salata od brokule

Sastojci

1 1/2 lbs svježe brokule, narezane na cvjetiće

3 češnja češnjaka

2 žlice. Sok od limuna

2 žlice. Rižin ocat

½ žličice Dijon senf

Pahuljice čilija po ukusu

1/3 šalice maslinovog ulja

Sol i svježe mljeveni crni papar po ukusu

metoda

Stavite malo vode u šerpu i dodajte malo soli. Prokuhajte i dodajte cvjetiće.

Kuhajte oko 5 minuta i ocijedite. U manju zdjelu dodajte češnjak, ocat, limunov sok, senf, ulje i ljuskice crvene paprike i snažno promiješajte.

Posolite i popaprite. Prelijte ga preko brokule i dobro promiješajte. Držite ga na sobnoj temperaturi 10 minuta, a zatim u hladnjaku 1 sat. Poslužite ga hladnog.

Uživati!

Talijanska kukuruzna salata s talijanskim preljevom

Sastojci

1 konzerva cijelog kukuruza

1 šalica svježe rajčice, sitno nasjeckane

1 šalica krastavaca, oguljenih i nasjeckanih

½ šalice nasjeckanog celera

½ šalice zelene ili slatke crvene paprike

2 zelena luka

½ šalice talijanskog preljeva za salatu

metoda

Stavite kukuruz u zdjelu i dodajte jedno po jedno povrće. Baci pravo. Ulijte talijanski preljev za salatu u boci i ponovno promiješajte. Pokrijte i stavite u hladnjak na nekoliko sati. Poslužite hladno.

Uživati!

Salata od šparoga i paprike

Sastojci

1 ½ Svježim šparogama uklonite krajeve i narežite na male komadiće

2 žute paprike, očišćene od sjemenki i narezane na ploške

¼ šalice narezanih badema, tostiranih

1 glavica crvenog luka

3 žlice. Dijon senf ¼ šalice maslinovog ulja ½ šalice parmezana 3 režnja nasjeckanog češnjaka

2 žličice Sok limete 2 žličice Šećer 1 žličica. ljuti umak Pomiješajte preljeve za salatu po ukusu

metoda

Uzmite lim za pečenje i rasporedite šparoge i paprike u jednom sloju. Povrće prelijte maslinovim uljem. Postavite 400 stupnjeva F ili 200 stupnjeva C i prethodno zagrijte pećnicu. Stavite posudu na vrh i pecite 8-10 minuta.

Povrće okrenite povremeno. Ohladite i stavite povrće u veliku zdjelu.

Dodajte sir, luk, pržene bademe. Umutite preostalo maslinovo ulje, senf u prahu, šećer, ljuti umak, sok limete i preljev za salatu. Pospite preko zelenila i promiješajte. Poslužite odmah.

Uživati!

Salata od rajčice i bosiljka

Sastojci

3 šalice kuhane riže

1 krastavac, očišćen od koštica i narezan na kockice

1 glavica crvenog luka

2 rajčice

2 žlice. Maslinovo ulje

2 žlice. jabučni ocat

1 žličica Svježi bosiljak

čajna žličica. Papar

½ žličice slan

metoda

Uzmite veliku zdjelu i stavite rižu, krastavac, luk, rajčice i pomiješajte ih. U poklopljenoj posudi pomiješajte maslinovo ulje, jabučni ocat, bosiljak i snažno promiješajte. Posoliti i popapriti po ukusu. Po vrhu pospite smjesu riže i dobro promiješajte. Ostavite u hladnjaku nekoliko sati prije posluživanja.

Uživati!

Šarena vrtna salata

Sastojci

5 žlica. Crni vinski ocat

3 žlice. Ulje sjemenki grožđa

1/3 šalice nasjeckanog svježeg cilantra

2 limete

1 žličica Bijeli šećer 2 češnja Nasjeckani češnjak

1 paket smrznutih oljuštenih zelenih zrna soje

1 konzerva crnog graha

3 šalice smrznutih zrna kukuruza

1 litra cherry rajčice, narezane na četvrtine

4 zelena luka sitno narezana

čajna žličica. slan

metoda

Umutite ocat, ulje, sok limete, cilantro, češnjak, šećer i sol u pokrivenoj staklenci ili velikoj zdjeli dok ne postane glatko. Držite to sa strane. Kuhajte soju dok ne omekša. Kuhajte kukuruz 1 minutu. Soju i kukuruz ocijedite od vode i stavite u veliku zdjelu. Dodajte začine. Nježno ga bacite. Dodajte rajčice, luk u smjesu i promiješajte. Pokrijte smjesu. Stavite u hladnjak na 2 do 4 sata. Poslužite hladno.

Uživati!

Salata od gljiva

Sastojci

1 funta svježih gljiva

1 glavica luka sitno nasjeckana i odvojena na kolutove

Slatka crvena paprika narezana na kockice, šaka

2/3 šalice octa od estragona

½ šalice uljane repice

1 velika žlica. šećer

1 mljeveni češanj češnjaka

Malo umaka od čilija

1 1/2 žličica slan

2 žlice. slap

metoda

Sve povrće i ostale sastojke dodajte u veliku zdjelu, osim crvene paprike, gljiva i luka. Dobro ih izmiješajte. Dodajte gljive i luk u smjesu i lagano miješajte dok se svi sastojci dobro ne sjedine. Pokrijte zdjelu i stavite u hladnjak preko noći ili 8 sati. Prije posluživanja salatu pospite crvenom paprikom.

Uživati!

Salata od kvinoje, mente i paradajza

Sastojci

1 ¼ šalice kvinoje 1/3 šalice grožđica 2 rajčice 1 sitno nasjeckani luk

10 rotkvica ½ krastavac, 1/2, narezan na kockice

2 žlice. Lagano tostirani bademi u listićima

šalica nasjeckane svježe metvice

2 žlice. Svježi peršin sitno nasjeckan

1 žličica Šalica mljevenog kumina Sok limete 2 žlice. Sezamovo ulje 2 ½ šalice vode Sol po ukusu

metoda

Uzmite tavu i dodajte vodu i prstohvat soli. Zakuhajte i dodajte kvinoju i grožđice. Poklopite i pirjajte 12-15 minuta. Maknite s vatre i ostavite da se ohladi. Kvinoju ocijedite i stavite u zdjelu. Pomiješajte luk, rotkvicu, krastavac, bademe i rajčice u srednjoj posudi. Nježno ga bacite. Pomiješajte kvinoju. Začinite začinima, uljem i aromatičnim biljem. Posoliti po ukusu.

Stavite u hladnjak na 2 sata. Poslužite hladno.

Uživati!

Recept za salatu od kiselog kupusa

Sastojci

1 limenka kiselog kupusa dobro oprati i ocijediti

1 šalica naribane mrkve

1 šalica sitno nasjeckane zelene paprike

1 staklenka pimientosa narezanog na kockice i ocijeđenog

1 šalica nasjeckanog celera

1 šalica sitno nasjeckanog luka

šalica šećera

½ šalice uljane repice

metoda

Pomiješajte sve sastojke u velikoj zdjeli i dobro promiješajte. Pokrijte zdjelu poklopcem i ostavite u hladnjaku preko noći ili do 8 sati. Poslužite hladno.

Uživati!

Brza salata od krastavaca

Sastojci

4 rajčice, izrezane na 8 klinova

2 velika krastavca, dobro oguljena i tanko narezana

¼ šalice nasjeckanog svježeg cilantra

1 veliki crveni luk, sitno nasjeckan

1 svježa limeta, ocijeđena

Posolite po ukusu

metoda

Narezane krastavce, rajčice, crveni luk i korijander stavite u veliku zdjelu i dobro promiješajte. U smjesu dodajte sok limete i lagano promiješajte tako da sve povrće bude prekriveno sokom limete. Smjesu posolite. Poslužite odmah ili možete poslužiti nakon što se ohladi.

Uživati!

Kriške rajčice s kremastim umakom

Sastojci

1 šalica majoneze

½ šalice vrhnja pola-pola

6 rajčica, narezanih na ploške

1 glavica crvenog luka tanko narezana na kolutove

čajna žličica. Osušeni bosiljak

Nekoliko listova zelene salate

metoda

Pomiješajte majonezu i pola vrhnja i pola i dobro umutite. Dodajte polovicu bosiljka. Pokrijte smjesu i ohladite. Uzmite tanjur i obložite ga listovima zelene salate. Posložite kriške rajčice i kolutove luka. Hladnim preljevom prelijte salatu. Zatim po vrhu pospite ostatak bosiljka. Poslužite odmah.

Uživati!

Tanjur salate od cikle

Sastojci

4 vezice svježe cikle bez peteljki

2 glavice cikorije

2 žlice. Maslinovo ulje

Mješavina proljetne salate od 1 funte

1 velika žlica. Sok od limuna

2 žlice. Bijeli vinski ocat

1 velika žlica. Med

2 žlice. Dijon senf

1 žličica Osušeni timijan

½ šalice biljnog ulja

1 šalica izmrvljenog feta sira

Posolite i popaprite po ukusu

metoda

Ciklu lagano premažite biljnim uljem. Pecite oko 45 minuta u prethodno zagrijanoj pećnici, na 230 stupnjeva ili 230 stupnjeva. Ciklu oguliti i narezati na kockice. Pomiješajte limunov sok, senf, med, ocat i majčinu dušicu u blenderu i izmiksajte. Postupno dodajte maslinovo ulje dok blender radi. Posoliti i popapriti po ukusu. Stavite zelenu salatu u zdjelu za salatu, dovoljno preljeva i dobro promiješajte. Endiviju složiti na tanjur. Slagati zelenu salatu jednu na drugu. Ukrasite kockicama cikle i feta sirom.

Uživati!

Salata od piletine i špinata

Sastojci

5 šalica kuhane i na kockice narezane piletine

2 šalice zelenog grožđa, prepolovljeno

1 šalica crvenog graška

2 šalice upakiranog nasjeckanog špinata

2 1/2 šalice tanko narezanog celera

7 Oz. Kuhane spirale ili laktasti makaroni

1 staklenka mariniranih srca artičoka

½ krastavca

3 zelena luka narezana na vrhove

Veliki listovi špinata, po želji

Kriške naranče, po želji

Za začin:

½ šalice uljane repice

šalica šećera

2 žlice. Bijeli vinski ocat

1 žličica slan

½ žličice Osušeni mljeveni luk

1 žličica Sok od limuna

2 žlice. Sjeckani svježi peršin

metoda

Stavite piletinu, grašak, špinat, grožđe, celer, srce artičoke, krastavac, mladi luk i kuhanu tjesteninu u veliku zdjelu i promiješajte da se sjedine. Pokrijte ga i stavite u hladnjak na nekoliko sati. Ostale sastojke pomiješajte u posebnoj posudi i stavite u poklopljenu posudu u hladnjak. Neposredno prije posluživanja salate napravite preljev tako što ćete sve sastojke sjediniti i dobro promiješati. Sastojke pomiješajte i dobro promiješajte te odmah poslužite.

Uživati!

Njemačka salata od krastavaca

Sastojci

2 velika njemačka krastavca, tanko narezana

½ luka narezanog na ploške

1 žličica slan

½ šalice kiselog vrhnja

2 žlice. bijeli šećer

2 žlice. bijeli ocat

1 žličica Osušeni kopar

1 žličica Sušeni peršin

1 žličica Metoda papra

Na tanjur posložite krastavce i kolutove luka. Povrće posolite i ostavite sa strane najmanje 30 minuta. Iscijedite višak soka iz krastavaca nakon mariniranja. Kiselo vrhnje, ocat, kopar, peršin i šećer pomiješajte u posudi s octom, koprom i peršinom. Ovim preljevom premažite ploške krastavca i luka. Stavite u hladnjak preko noći ili najmanje 8 sati. Neposredno prije posluživanja salatu pospite paprikom.

Uživati!

Šarena salata od citrusa s jedinstvenim preljevom

Sastojci

1 konzerva mandarina ¼ šalice sitno nasjeckanog svježeg peršina

Listovi zelene salate, po želji

½ grejpa oguljenog i nasjeckanog

½ manjeg krastavca

1 mala narezana rajčica

½ manjeg crvenog luka

½ žličice smeđi šećer

3 žlice. francuski ili talijanski preljev za salatu

1 žličica Sok od limuna

1 prstohvat sušenog estragona

1 žličica Osušeni bosiljak

čajna žličica. Papar

metoda

Nakon što ocijedite sok, stavite naranče u malu zdjelu i ostavite sa strane. Rezervirajte sok. Uzmite malu zdjelu i dodajte peršin, bosiljak, estragon, preljev za salatu, sok od limuna, sok od naranče, smeđi šećer i papar. Istucite smjesu glatko. Stavite listove zelene salate na tanjur. Slažite voće jedno po jedno. Dresing prelijte preko voća i poslužite.

Uživati!

Salata od krumpira, mrkve i cikle

Sastojci

2 cikle, kuhane i narezane na ploške

4 manja krompira, skuhana i narezana na kockice

2 manje mrkve, kuhane i narezane na ploške

3 zelena luka, nasjeckana

3 manja kisela krastavca s koprom narezana na kockice

¼ šalice biljnog ulja

2 žlice. ocat od šampanjca

Posolite po ukusu

metoda

Pomiješajte sve sastojke i dobro promiješajte da se okusi prožmu. Ohladite nekoliko sati i poslužite vrlo hladno.

Uživati!

Salata od špinata i kupina

Sastojci

3 šalice mladog špinata, opranog i ocijeđenog od vode

1 litra svježih kupina

1 litra cherry rajčice

1 nasjeckani zeleni luk

¼ šalice sitno nasjeckanih oraha

6 unci izmrvljenog feta sira

½ šalice jestivog cvijeća

Preljev od slanine ili balzamiko po izboru

metoda

Izmiksajte špinat, kupine, cherry rajčice, mladi luk, orahe. Dodajte sir i opet promiješajte. Ova salata ima dobar okus; sa ili bez preljeva za salatu. Ako želite dodati preljev, upotrijebite umak od slanine ili dosta balzamičnog octa po izboru. Prije posluživanja ukrasite jestivim cvijećem po izboru.

Uživati!

Salata od povrća sa švicarskim sirom

Sastojci

1 šalica zelenog luka, narezanog na ploške

1 šalica celera, narezanog na ploške

1 šalica zelene paprike

1 šalica maslina punjenih paprikom

6 šalica narezane zelene salate

1/3 šalice biljnog ulja

2 šalice nasjeckanog švicarskog sira

2 žlice. Crni vinski ocat

1 velika žlica. Dijon senf

Posolite i popaprite po ukusu

metoda

Pomiješajte masline, luk, celer i zelenu papriku u zdjelu za salatu i dobro promiješajte. Pomiješajte ulje, senf i ocat u maloj posudi. Preljev posolite i popaprite. Dresing prelijte preko povrća. Stavite u hladnjak preko noći ili nekoliko sati. Prije posluživanja tanjur obložite listovima zelene salate. Pomiješajte sir s povrćem. Stavite salatu na zelenu salatu. Upotpunite naribanim sirom. Poslužite odmah.

Uživati!

Ukusna salata od mrkve

Sastojci

2 lbs mrkve, oguljene i tanko narezane dijagonalno

½ šalice nasjeckanih badema

1/3 šalice suhih brusnica

2 šalice rikule

2 sitno nasjeckana češnja češnjaka

1 paketić izmrvljenog danskog plavog sira

1 velika žlica. jabučni ocat

¼ šalice ekstra djevičanskog maslinovog ulja

1 žličica Med

1-2 prstohvata svježe mljevenog crnog papra

Posolite po ukusu

metoda

Pomiješajte mrkvu, češnjak i bademe u zdjeli. Dodajte malo maslinovog ulja i dobro promiješajte. Posoliti i popapriti po ukusu. Prebacite smjesu u lim za pečenje i pecite 30 minuta u prethodno zagrijanoj pećnici na 400 stupnjeva F ili 200 stupnjeva C. Izvadite iz pećnice kada rub porumeni i pustite da se ohladi. Stavite smjesu od mrkve u zdjelu. Dodajte med, ocat, brusnice i sir i dobro promiješajte. Umiješajte rikulu i odmah poslužite.

Uživati!

Salata od mariniranog povrća

Sastojci

1 konzerva sitnog graška, ocijeđenog

1 konzerva zelenih mahuna, ocijeđenih

1 limenka bijeli kukuruz ili štipaljke za cipele, ocijeđene

1 srednji luk, narezan na tanke ploške

¾ šalice nasjeckanog celera

2 žlice. Nasjeckana čili papričica

½ čaše bijelog vinskog octa

½ šalice biljnog ulja

šalica šećera

½ žličice Papar ½ žličice. slan

metoda

Uzmite veliku zdjelu i pomiješajte grašak, kukuruz i grah. Dodajte celer, luk i crvenu papriku i dobro promiješajte. Uzmi lonac. Dodajte sve ostale sastojke i pustite da lagano kuha. Neprekidno miješajte dok se šećer ne otopi. Prelijte umak preko mješavine povrća. Pokrijte zdjelu poklopcem i stavite u hladnjak preko noći. Možete ga čuvati u hladnjaku nekoliko dana. Poslužite hladno.

Uživati!

Pečena šarena janjeća salata

Sastojci

8 Svježi kukuruz u ljusci 1 Crvena paprika, narezana na kockice

1 zelena paprika, narezana na kockice

1 glavica crvenog luka nasjeckana

1 šalica nasjeckanog svježeg cilantra

½ šalice maslinovog ulja

4 češnja češnjaka, protisnuti pa sitno nasjeckati

3 limete

1 žličica bijeli šećer

Posolite i popaprite po ukusu

1 velika žlica. ljuti umak

metoda

Uzmite veliku tepsiju i u nju stavite kukuruz. Dodajte vodu i pustite da se kukuruz namače 15 minuta. Uklonite svilu s klipova kukuruza i ostavite sa strane. Uzmite roštilj i zagrijte ga na visoku temperaturu. Stavite kukuruz na roštilj i pecite 20 minuta. Povremeno ih okrenite. Pustite da se ohladi i bacite kore. Uzmite blender i ulijte maslinovo ulje, sok limete, ljuti umak i promiješajte. Dodajte korijander, češnjak, šećer, sol i papar. Miješajte dok ne postane glatko. Pospite kukuruz. Poslužite odmah.

Uživati!

Kremasti krastavac

Sastojci

3 krastavca oguljena i tanko narezana

1 luk, narezan na ploške

2 šalice vode

¾ šalice jakog vrhnja za šlag

¼ šalice jabukovače octa

Nasjeckani svježi peršin, po želji

šalica šećera

½ žličice slan

metoda

Dodajte vodu i posolite krastavac i luk, namačite najmanje 1 sat. Odlijte višak vode. U zdjeli umutite vrhnje i ocat dok ne postanu glatki. Dodajte kisele krastavce i luk. Dobro izmiješajte da se ravnomjerno prekrije. Stavite u hladnjak na nekoliko sati. Prije posluživanja pospite peršinom.

Uživati!

Salata od mariniranih gljiva i rajčice

Sastojci

12 oz cherry rajčice, prepolovljene

1 paket svježih gljiva

2 zelena luka narezana na ploške

šalica balzamičnog octa

1/3 šalice biljnog ulja

1 1/2 žličica bijeli šećer

½ žličice Mljeveni crni papar

½ žličice slan

½ šalice nasjeckanog svježeg bosiljka

metoda

U zdjeli pjenasto izmiješajte balzamični ocat, ulje, papar, sol i šećer. Uzmite drugu veliku zdjelu i pomiješajte rajčice, luk, gljive i bosiljak. Izbaci dobro.

Dodajte preljev i ravnomjerno premažite povrće. Pokrijte zdjelu i ostavite u hladnjaku 3-5 sati. Poslužite hladno.

Uživati!

Salata od graha

Sastojci

1 limenka pinto graha, opranog i ocijeđenog

1 limenka slanutka ili slanutka oprati i ocijediti

1 konzerva zelenih mahuna

1 limenka Wax Beans, ocijeđena

¼ šalice Julienne zelenog papra

8 glavica mladog luka, narezanih na ploške

½ šalice jabukovače octa

šalica ulja repice

šalica šećera

½ žličice slan

metoda

Pomiješajte grah u velikoj zdjeli. Dodajte zelenu papriku i luk u grah. U poklopljenoj posudi izmiksajte jabučni ocat, šećer, ulje i sol dok ne postane glatko. Pustite da se šećer potpuno otopi u preljevu. Prelijte preko smjese graha i dobro promiješajte. Pokrijte smjesu i stavite u hladnjak preko noći.

Uživati!

Salata od repe s češnjakom

Sastojci

6 Cikla, kuhana, oguljena i narezana

3 žlice. Maslinovo ulje

2 žlice. Crni vinski ocat

2 češnja češnjaka

Posolite po ukusu

Kriške zelenog luka, nekoliko za ukras

metoda

Pomiješajte sve sastojke u posudi i dobro promiješajte. Poslužite odmah.

Uživati!

Marinirani kukuruz

Sastojci

1 šalica smrznutog kukuruza

2 zelena luka, tanko narezana

1 velika žlica. Sjeckana zelena paprika

1 list zelene salate, po želji

¼ šalice majoneze

2 žlice. Sok od limuna

čajna žličica. Mljevena gorušica

čajna žličica. šećer

1-2 prstohvata svježe mljevenog papra

metoda

Pomiješajte majonezu s limunovim sokom, senfom u prahu i šećerom u velikoj zdjeli. Dobro istucite dok ne postane glatko. Dodajte kukuruz, zelenu papriku, luk u majonezu. Smjesu posolite i popaprite. Pokrijte i stavite u hladnjak preko noći ili barem 4-5 sati. Prije posluživanja na tanjur stavite zelenu salatu i na nju stavite salatu.

Uživati!

Salata od graška

Sastojci

8 kriški slanine

1 pakiranje smrznutog graška, odmrznutog i ocijeđenog

½ šalice nasjeckanog celera

½ šalice nasjeckanog mladog luka

2/3 šalice kiselog vrhnja

1 šalica nasjeckanih indijskih oraščića

Posolite i popaprite po ukusu

metoda

Stavite slaninu u veliku tavu i pecite na srednje jakoj vatri dok ne porumeni s obje strane. Ocijedite višak ulja kuhinjskim papirom i izmrvite slaninu. Držite to sa strane. Pomiješajte celer, grašak, ljutiku i kiselo vrhnje u srednjoj zdjeli. Dobro izmiješajte mekom rukom. Neposredno prije posluživanja u salatu dodajte indijske oraščiće i slaninu. Poslužite odmah.

Uživati!

Salata od repe

Sastojci

¼ šalice slatke crvene paprike, nasjeckane

4 šalice nasjeckane oguljene repe

¼ šalice zelenog luka

¼ šalice majoneze

1 velika žlica. Ocat

2 žlice. šećer

čajna žličica. Papar

čajna žličica. slan

metoda

Zgrabi zdjelu. Pomiješajte čili, luk i promiješajte. Uzmite drugu zdjelu da napravite preljev. Pomiješajte majonezu, ocat, šećer, sol i papar i dobro promiješajte. Smjesu prelijte preko povrća i dobro promiješajte. Repu stavite u zdjelu, ovu smjesu dodajte repi i dobro promiješajte. Ohladite povrće preko noći ili nekoliko sati. Više marinade imat će više okusa. Poslužite hladno.

Uživati!

Salata od jabuka i avokada

Sastojci

1 pakiranje dječjeg povrća

¼ šalice crvenog luka, nasjeckanog

½ šalice nasjeckanih oraha

1/3 šalice izmrvljenog plavog sira

2 žličice Limunova korica

1 jabuka, oguljena, očišćena od jezgre i narezana na ploške

1 Avokado, oguljen, bez koštica i narezan na kockice

4 mandarine, ocijeđene

½ limuna, iscijeđenog

1 mljeveni češanj češnjaka

2 žlice. Maslinovo ulje Sol po ukusu

metoda

Pomiješajte zelje, orahe, crveni luk, plavi sir i koricu limuna u zdjeli. Smjesu dobro izmiješajte. Snažno pomiješajte sok mandarine, limunovu koricu, limunov sok, nasjeckani češnjak i maslinovo ulje. Smjesu posolite. Prelijte preko salate i promiješajte. Dodajte jabuku i avokado u zdjelu i promiješajte neposredno prije posluživanja salate.

Uživati!

Salata od kukuruza, graha i luka

Sastojci

1 konzerva cijelog kukuruza, opranog i ocijeđenog

1 konzerva graška, opranog i ocijeđenog

1 konzerva zelenih mahuna, ocijeđenih

1 staklenka pimientosa, ocijeđenog

1 šalica nasjeckanog celera

1 glavica luka sitno nasjeckana

1 zelena paprika, sitno nasjeckana

1 šalica šećera

½ šalice jabukovače octa

½ šalice uljane repice

1 žličica slan

½ žličice Papar

metoda

Uzmite veliku zdjelu za salatu i pomiješajte luk, zelenu papriku i celer. Držite to sa strane. Uzmite tavu i ulijte ocat, ulje, šećer, sol i papar i zakuhajte. Maknite s vatre i pustite da se smjesa ohladi. Pospite preko zelja i dobro promiješajte da se zelje ravnomjerno prekrije. Stavite u hladnjak na nekoliko sati ili preko noći. Poslužuje se hladno.

Uživati!

Talijanska vegetarijanska salata

Sastojci

1 limenka srca artičoke, ocijeđena i narezana na četvrtine

5 šalica zelene salate, isprane, osušene i nasjeckane

1 crvena paprika, narezana na trakice

1 mrkva 1 sitno narezan crveni luk

šalica crnih maslina

šalica zelenih maslina

½ krastavca

2 žlice. Ribani rimski sir

1 žličica Nasjeckani svježi timijan

½ šalice uljane repice

1/3 šalice octa od estragona

1 velika žlica. bijeli šećer

½ žličice Gorušica u prahu

2 sitno nasjeckana češnja češnjaka

metoda

Uzmite posudu srednje veličine s poklopcem koji čvrsto prianja. Ulijte ulje repice, ocat, suhu gorušicu, šećer, majčinu dušicu i češnjak. Pokrijte posudu i snažno tucite dok ne postane glatka. Smjesu prebacite u zdjelu i u nju stavite srca artičoke. Stavite u hladnjak i ostavite da se marinira preko noći. Uzmite veliku zdjelu i pomiješajte zelenu salatu, mrkvu, crvenu papriku, crveni luk, masline, krastavce i sir. Lagano protresite. Posolite i popaprite da začinite. Pomiješajte s artičokama. Ostavite da se marinira četiri sata. Poslužite hladno.

Uživati!

Salata od tjestenine s plodovima mora

Sastojci

1 paket trobojne tjestenine

3 stabljike celera

1 funta imitacije rakova

1 šalica smrznutog graška

1 šalica majoneze

½ žlice bijeli šećer

2 žlice. bijeli ocat

3 žlice. mlijeko

1 žličica slan

čajna žličica. Mljeveni crni papar

metoda

Zakuhajte u posudi s puno slane vode, dodajte tjesteninu i kuhajte 10 minuta. Kad se tjestenina kuha dodajte grašak i rakove. U velikoj zdjeli pomiješajte ostale navedene sastojke i ostavite sa strane. Pomiješajte grašak, meso rakova i tjesteninu. Poslužite odmah.

Uživati!

Salata od povrća na žaru

Sastojci

1 funta svježe nasjeckanih šparoga

2 tikvice prepoloviti po dužini i na kraju podrezati

2 žute tikvice

1 veći crveni luk narezan na ploške

2 crvene paprike, prepolovljene i očišćene od sjemenki.

½ šalice ekstra djevičanskog maslinovog ulja

čaša crvenog vinskog octa

1 velika žlica. Dijon senf

1 mljeveni češanj češnjaka

Sol i mljeveni crni papar po ukusu

metoda

Povrće zagrijte i pecite na roštilju 15 minuta, zatim ga izvadite iz roštilja i narežite na sitne komadiće. Dodajte ostale sastojke i promiješajte salatu da se sve začinsko bilje dobro izmiješa. Poslužite odmah.

Uživati!

Ukusna ljetna salata od kukuruza

Sastojci

6 oguljenih i potpuno očišćenih klasova

3 veće rajčice narezane na komade

1 veliki nasjeckani luk

¼ šalice nasjeckanog svježeg bosiljka

šalica maslinovog ulja

2 žlice. bijeli ocat

Sol i papar

metoda

Uzmite veliki lonac, stavite vodu i sol u njega i zakuhajte. U toj kipućoj vodi skuhajte kukuruz i dodajte sve navedene sastojke. Smjesu dobro izmiješajte i ohladite. Poslužite hladno.

Uživati!!

Hrskava salata od graška s karamelom

Sastojci

8 kriški slanine

1 paket smrznutog sušenog graška

½ šalice nasjeckanog celera

½ šalice nasjeckanog mladog luka

2/3 šalice kiselog vrhnja

1 šalica nasjeckanih indijskih oraščića

Sol i papar po vlastitom ukusu

metoda

Pecite slaninu u tavi na srednje jakoj vatri dok ne porumeni. Pomiješajte ostale sastojke u zdjeli, osim indijskih oraščića. Na kraju u smjesu dodajte slaninu i indijske oraščiće. Dobro promiješajte i odmah poslužite.

Uživati!

Čarobna salata od crnog graha

Sastojci

1 konzerva crnog graha, ispranog i ocijeđenog

2 limenke sušenog kukuruznog brašna

8 nasjeckanih zelenih luka

2 jalapeno paprike očišćene od sjemenki i sitno nasjeckane

1 sitno nasjeckana zelena paprika

1 avokado oguljen, bez koštica i narezan na kockice.

1 staklenka paprike pi

3 rajčice očistite od sjemenki i narežite na komade

1 šalica nasjeckanog svježeg cilantra

1 cijeđena limeta

½ šalice talijanskog preljeva za salatu

½ žličice začinjeni češnjak sol

metoda

Uzmite veliku zdjelu i stavite sve sastojke u nju. Dobro promiješajte da se dobro sjedine. Poslužite odmah.

Uživati!

Jako dobra grčka salata

Sastojci

3 velike zrele rajčice narezane na komade

2 krastavca ogulite i narežite na komade

1 manja glavica crvenog luka nasjeckana

šalica maslinovog ulja

4 žličice sok od limuna

½ žličice sušeni origano

Posolite i popaprite po ukusu

1 šalica izmrvljenog feta sira

6 grčkih crnih maslina, očišćenih od koštica i narezanih na ploške

metoda

Uzmite zdjelu srednje veličine i dobro pomiješajte rajčice, krastavce i luk i ostavite smjesu pet minuta. Pokapajte smjesu uljem, limunovim sokom, origanom, soli, paprom, fetom i maslinama. Izvadite iz pećnice i odmah poslužite.

Uživati!!

Odlična tajlandska salata od krastavaca

Sastojci

3 velika oguljena krastavca narezati na ploške od ¼ inča i ukloniti im sjemenke

1 velika žlica. slan

½ šalice bijelog šećera

½ šalice rižinog vinskog octa

2 sitno nasjeckane jalapeno papričice

¼ šalice nasjeckanog korijandera

½ šalice mljevenog kikirikija

metoda

Pomiješajte sve sastojke u velikoj zdjeli i dobro promiješajte. Začinite po želji i poslužite hladno.

Uživati!

Salata od rajčice i bosiljka s visokim udjelom proteina

Sastojci

4 velike zrele narezane rajčice

1 funta svježe narezanog sira mozzarella

1/3 šalice svježeg bosiljka

3 žlice. ekstra djevičansko maslinovo ulje

Fina morska sol

Svježe mljeveni crni papar

metoda

Na tanjuru izmjenjujte kriške rajčice i mozzarelle, preklapajući. Na kraju pokapajte s malo maslinova ulja, sitne morske soli i papra. Poslužite ohlađeno, začinjeno listićima bosiljka.

Uživati!

Brza salata od avokada i krastavaca

Sastojci

2 srednja krastavca narezana na kockice

2 kockice avokada

4 žlice. nasjeckani svježi cilantro

1 mljeveni češanj češnjaka

2 žlice. nasjeckani zeleni luk

čajna žličica. slan

crni papar

veliki limun

1 limeta

metoda

Uzmite krastavce, avokado i korijander i dobro ih promiješajte. Na kraju dodajte papar, limun, limetu, luk i češnjak. Baci pravo. Poslužite odmah.

Uživati!

Salata od ječma s rajčicama i fetom

Sastojci

1 šalica sirove orzo tjestenine

šalica zelenih maslina bez koštica

1 šalica fete narezane na kockice

3 žlice. Nasjeckani svježi presli

1 sitno nasjeckana zrela rajčica

šalica djevičanskog maslinovog ulja

šalica soka od limuna

Sol i papar

metoda

Ječam skuhajte prema uputama proizvođača. Uzmite zdjelu i dobro izmiješajte ječam, masline, peršin, kopar i rajčicu. Na kraju posolite i popaprite te dodajte fetu. Poslužite odmah.

Uživati!

Engleska salata od krastavaca i rajčice

Sastojci

8 rimskih rajčica ili datulja

1 engleski krastavac, oguljen i narezan na kockice

1 šalica Jicama, oguljenih i nasjeckanih

1 mala žuta paprika

½ šalice crvenog luka, narezanog na kockice

3 žlice. Sok od limuna

3 žlice. ekstra djevičansko maslinovo ulje

1 velika žlica. Sušeni peršin

1-2 prstohvata papra

metoda

U zdjeli pomiješajte rajčice, papriku, krastavce, jice i crveni luk. Izbaci dobro.

Ulijte maslinovo ulje, limunov sok i prekrijte smjesu. Po vrhu pospite peršin i promiješajte. Začinite ga solju i paprom. Poslužite odmah ili hladno.

Uživati!

Bakina salata od patlidžana

Sastojci

1 patlidžan

4 rajčice, narezane na kockice

3 jaja, tvrdo kuhana, narezana na kockice

1 glavica luka sitno nasjeckana

½ šalice preljeva za francusku salatu

½ žličice Papar

Sol, za začin, po želji

metoda

Patlidžane operite i prepolovite po dužini. Uzmite tepsiju i namažite je maslinovim uljem. Patlidžane s prerezanom stranom prema dolje stavite u namašćenu posudu za pečenje. Pecite na 350 stupnjeva F 30-40 minuta. Izvadite i ostavite da se ohladi. Ogulite patlidžane. Narežite ih na male kockice. Uzmite veliku zdjelu i u nju stavite patlidžane. Dodajte luk, rajčice, jaje, začinsko bilje, sol i papar. Izbaci dobro. Ohladite najmanje 1 sat i poslužite.

Uživati!

Salata od mrkve, slanine i brokule

Sastojci

2 šalice svježe nasjeckane brokule

½ funte slanine

1 vezica mladog luka, nasjeckanog

½ šalice nasjeckane mrkve

½ šalice grožđica, po želji

1 šalica majoneze

½ šalice destiliranog bijelog octa

1-2 prstohvata papra

Posolite po ukusu

metoda

Pecite slaninu u velikoj dubokoj tavi na srednjoj vatri dok ne porumeni.

Ocijedite i izmrvite. Pomiješajte brokulu, zeleni luk, mrkvu i slaninu u velikoj zdjeli. Posoliti i popapriti. Ispravno bacanje. Uzmite malu posudu ili zdjelicu i stavite majonezu i ocat i umutite. Prebacite preljev na mješavinu povrća.

Povrće začinite nježnom rukom. Ohladite najmanje 1 sat i poslužite.

Uživati!

Salata od krastavca i rajčice s vrhnjem

Sastojci

3-4 krastavca, oguljena i narezana na ploške

2 lista zelene salate, za dekoraciju, po želji

5-7 kriški rajčice,

1 luk, tanko narezan na kolutove

1 velika žlica. Nasjeckani vlasac

½ šalice kiselog vrhnja

2 žlice. bijeli ocat

½ žličice Sjemenke kopra

čajna žličica. Papar

Prstohvat šećera

1 žličica slan

metoda

Ploške krastavca stavite u zdjelu i pospite solju. Marinirati u hladnjaku 3-4 sata. Izvadite krastavac i operite ga. Ocijedite svu tekućinu i stavite u veliku zdjelu za salatu. Dodajte luk i ostavite sa strane. Uzmite malu zdjelu i pomiješajte ocat, kiselo vrhnje, vlasac, sjemenke kopra, papar i šećer.
Umutiti smjesu i preliti preko smjese od krastavaca. Lagano protresite.
Posudu dobro rasporediti sa zelenom salatom i rajčicom. Poslužite odmah.

Uživati!

Tortelini salata od rajčice

Sastojci

1 funta tortelina tjestenine

3 pelate prerezane na pola

3 unce tvrde salame, narezane na kockice

2/3 šalice nasjeckanog celera

¼ šalice narezanih crnih maslina

½ šalice crvene paprike

1 velika žlica. Crveni luk narezan na kockice

1 velika žlica. Paste od rajčice

1 mljeveni češanj češnjaka

3 žlice. Crni vinski ocat

3 žlice. Balsamico ocat

2 žličice Dijon senf

1 žličica Med

1/3 šalice maslinovog ulja

1/3 šalice biljnog ulja

¾ šalice naribane provole

¼ šalice nasjeckanog svježeg peršina

1 žličica Nasjeckani svježi ružmarin

1 velika žlica. Sok od limuna

Papar i sol po ukusu

metoda

Skuhajte tjesteninu prema uputama na pakiranju. Prelijte hladnom vodom i ocijedite. Držite to sa strane. Na roštilju kuhajte rajčice dok kora djelomično ne pocrni. Sada obradite rajčicu u blenderu. Dodajte pire od rajčice, ocat, češnjak, med i senf te ponovno promiješajte. Postupno dodajte maslinovo i biljno ulje i tucite dok ne postane glatko. Posoliti i popapriti. U zdjeli pomiješajte tjesteninu sa svim povrćem, začinskim biljem, salamom i limunovim sokom. Ulijte preljev i dobro promiješajte. poslužiti.

Uživati!

Brokula i slanina u umaku od majoneze

Sastojci

1 vezica brokule, narezana na cvjetiće

½ manjeg crvenog luka, sitno nasjeckanog

1 šalica nasjeckane mozzarelle

8 trakica slanine, kuhane i izmrvljene

½ šalice majoneze

1 velika žlica. Bijeli vinski ocat

šalica šećera

metoda

Stavite brokulu, kuhanu slaninu, luk i sir u veliku zdjelu za salatu. Promiješajte nježnom rukom. Pokrijte i ostavite sa strane. Pomiješajte majonezu, ocat i šećer u maloj posudi. Kontinuirano tucite dok se šećer ne otopi i dobijete glatku smjesu. Prelijte preljev preko mješavine brokule i ravnomjerno rasporedite. Poslužite odmah.

Uživati!

Pileća salata s kremom od krastavaca

Sastojci

2 konzerve pilećih nuggetsa, ocijeđenih od soka

1 šalica zelenog grožđa bez sjemenki, prepolovljeno

½ šalice nasjeckanih pekan oraha ili badema

½ šalice nasjeckanog celera

1 konzerva mandarina, ocijeđenih

¾ šalice kremastog preljeva za salatu od krastavaca

metoda

Uzmite veliku duboku zdjelu za salatu. Prebacite piletinu, celer, grožđe, naranče i pekan orahe ili bademe po vašem izboru. Lagano protresite. Dodajte preljev za salatu od krastavaca. Smjesu piletine i povrća ravnomjerno premažite kremastim preljevom. Poslužite odmah.

Uživati!

Povrće s umakom od hrena

Sastojci

¾ šalice cvjetova cvjetače

šalica krastavca

¼ šalice nasjeckane rajčice sa sjemenkama

2 žlice. Narezane rotkvice

1 velika žlica. Narezani zeleni luk

2 žlice. Celer narezan na kockice

¼ šalice američkog sira narezanog na kockice

Za začin:

2 žlice. majoneza

1-2 žlice. šećer

1 velika žlica. Hren spreman

1/8 žličice Papar

čajna žličica. slan

metoda

Pomiješajte cvjetaču, krastavac, rajčicu, celer, rotkvicu, zeleni luk i sir u velikoj zdjeli. Držite to sa strane. Uzmite malu zdjelicu. Miješajte majonezu, šećer, hren dok se šećer ne otopi i ne postane homogena smjesa. Dresing prelijte preko povrća i dobro promiješajte. Stavite u hladnjak na 1-2 sata. Poslužite hladno.

Uživati!

Salata od slatkog graška i tjestenine

Sastojci

1 šalica makarona

2 šalice smrznutog graška

3 jaja

3 zelena luka, nasjeckana

2 stabljike celera, sitno nasjeckane

¼ šalice preljeva za ranch salatu

1 žličica bijeli šećer

2 žličice Bijeli vinski ocat

2 slatka kisela krastavca

1 šalica nasjeckanog cheddar sira

¼ svježe mljevenog crnog papra

metoda

Skuhajte tjesteninu u kipućoj vodi. Dodajte mu prstohvat soli. Kad ste gotovi, isperite ga hladnom vodom i ostavite da se ocijedi. Uzmite posudu i napunite je hladnom vodom. Dodajte jaja i prokuhajte. Maknite s vatre i poklopite. Potopite jaja u toplu vodu 10-15 minuta. Izvadite jaja iz tople vode i ostavite da se ohlade. Ogulite kožu i sitno nasjeckajte. Uzmite malu zdjelu i pomiješajte preljev za salatu, ocat i šećer. Dobro izmiješajte i začinite solju i svježe mljevenim crnim paprom. Pomiješajte tjesteninu, jaja, povrće i sir. Ulijte preljev i promiješajte. Poslužite hladno.

Uživati!

Salata od šarenih paprika

Sastojci

1 zelena paprika, narezana na julienne trake

1 slatka žuta paprika, narezana na julienne trake

1 slatka crvena paprika, narezana na julienne trake

1 ljubičasta paprika, izrezana na julienne

1 glavica crvenog luka narezana na julienne trakice

1/3 šalice octa

šalica ulja repice

1 velika žlica. šećer

1 velika žlica. Sjeckani svježi bosiljak

čajna žličica. slan

Prstohvat papra

metoda

Uzmite veliku zdjelu i pomiješajte sve paprike i dobro promiješajte. Dodajte luk i ponovno promiješajte. Uzmite drugu zdjelu i dodajte ostale sastojke te smjesu snažno miješajte. Prelijte preljev preko mješavine paprike i luka. Dobro izmiješajte da prekrijete povrće. Pokrijte smjesu i stavite u hladnjak preko noći. Poslužite hladno.

Uživati!

Salata od piletine, sušenih rajčica i pinjola sa sirom

Sastojci

1 talijanski kruh, na kocke

8 trakica pečene piletine na žaru

½ šalice pinjola

1 šalica sušenih rajčica

4 zelena luka narezana na komade od 1/2 inča

2 paketa miješane salate

3 žlice. ekstra djevičansko maslinovo ulje

½ žličice slan

½ žličice Svježe mljeveni crni papar

1 žličica Češnjak u prahu

8 unci feta sira, izmrvljenog

1 šalica balzamičnog vinaigreta

metoda

Pomiješajte talijanski kruh i maslinovo ulje. Začinite solju, češnjakom u prahu i solju. Stavite smjesu u jednom sloju u podmazanu tepsiju veličine 9x13 inča. Stavite ga na prethodno zagrijani roštilj i pecite dok ne porumeni i ne prepeče se. Izvadite iz pećnice i ostavite da se ohladi. Stavite pinjole na lim za pečenje i stavite ih na donju rešetku gril pećnice te ih lagano prepecite. Stavite vruću vodu u malu posudu i potopite sušene rajčice dok ne omekšaju. Rajčice narežite na ploške. Pomiješajte svo zeleno povrće u zdjelu za salatu; dodajte rajčice, pinjole, krutone, piletinu na žaru, vinaigrette i sir. Izbaci dobro. poslužiti.

Uživati!

Salata od mozzarelle i paradajza

Sastojci

¼ čaše crvenog vinskog octa

1 mljeveni češanj češnjaka

2/3 šalice maslinovog ulja Masline

1 litra prepolovljenih cherry rajčica

1 1/2 šalice djelomično obrane kockice mozzarelle

¼ šalice nasjeckanog luka

3 žlice. Sjeckani svježi bosiljak

Papar po ukusu

½ žličice slan

metoda

Uzmite malu zdjelicu. Dodajte ocat, nasjeckani češnjak, sol i papar i miješajte dok se sol ne otopi. Dodajte ulje i tucite smjesu dok ne postane glatka. U veliku zdjelu dodajte rajčice, sir, luk, bosiljak i lagano promiješajte. Dodajte preljev i dobro promiješajte. Pokrijte zdjelu i stavite u hladnjak na 1 do 2 sata. Povremeno promiješajte. Poslužite hladno.

Uživati!

Začinjena salata od tikvica

Sastojci

1 ½ žlica sezam

¼ šalice pilećeg temeljca

3 žlice. Miso pasta

2 žlice. Umak od soje

1 velika žlica. Rižin ocat

1 velika žlica. Sok od limete

½ žličice Tajlandski čili umak

2 žličice smeđi šećer

½ šalice nasjeckanog mladog luka

¼ šalice nasjeckanog korijandera

6 tikvica, julienned

2 lista Nori tanko narezana

2 žlice. narezani bademi

metoda

Stavite sjemenke sezama u lonac i stavite na srednju vatru. Prokuhajte 5 minuta. Neprekidno miješati. Lagano prepecite. Pomiješajte pileći temeljac, sojin umak, miso pastu, rižin ocat, sok od limete, smeđi šećer, čili umak, zeleni luk i cilantro u zdjeli i promiješajte. Pomiješajte tikvice i dresing u velikoj zdjeli za salatu da se ravnomjerno prekriju. Ukrasite tikvice tostiranim sjemenkama sezama, bademima i norijem. Poslužite odmah.

Uživati!

Salata od paradajza i šparoga

Sastojci

1 funta svježih šparoga, narezanih na komade od 1 inča

4 rajčice, izrezane na kriške

3 šalice svježih gljiva, narezanih na ploške

1 zelena paprika, narezana na julienne trake

¼ šalice biljnog ulja

2 žlice. jabučni ocat

1 mljeveni češanj češnjaka

1 žličica Osušeno lišće pelina

čajna žličica. čili umak

čajna žličica. slan

čajna žličica. Papar

metoda

Ulijte malo vode u tavu i kuhajte šparoge dok ne postanu hrskave i omekšaju, oko 4 do 5 minuta. Ocijedite ga i ostavite sa strane. Pomiješajte gljive s rajčicama i zelenom paprikom u velikoj zdjeli za salatu. Pomiješajte preostale preostale sastojke u drugoj posudi. Pomiješajte mješavinu povrća s umakom. Dobro izmiješajte i poklopite te ostavite u hladnjaku 2 do 3 sata. poslužiti.

Uživati!

Salata od krastavaca s mentom, lukom i rajčicom

Sastojci

2 krastavca prepolovite po dužini, očistite ih od koštica i narežite na ploške

2/3 šalice krupno nasjeckanog crvenog luka

3 rajčice, bez sjemenki i grubo nasjeckane

½ šalice nasjeckanih listova svježe metvice

1/3 šalice crvenog vinskog octa

1 velika žlica. granulirani zaslađivač bez kalorija

1 žličica slan

3 žlice. Maslinovo ulje

Prstohvat papra

Posolite po ukusu

metoda

Pomiješajte krastavce, granulirani zaslađivač, ocat i sol u velikoj zdjeli.

Ostavite da se upije. Treba ga ostaviti na sobnoj temperaturi najmanje 1 sat da se marinira. Povremeno promiješajte smjesu. Stavite rajčice, luk, nasjeckanu svježu metvicu. Izbaci dobro. Dodajte ulje u smjesu krastavaca. Promiješajte da se ravnomjerno prekrije. Posoliti i popapriti po ukusu. Poslužite hladno.

Uživati!

Adas salate

(turska salata od leće)

Sastojci:

2 šalice očišćene leće

4 šalice vode

šalica maslinovog ulja

1 luk, narezan na ploške

2-3 češnja češnjaka narezanog na ploške

2 žličice Kumin u prahu

1-2 limuna, samo sok

1 vezica narezanog peršina

Posolite i povećajte prema ukusu

2 rajčice, narezane na kriške (po želji)

2 jaja, tvrdo kuhana i narezana na kriške (po želji)

Crne masline, po želji

¼ šalice feta mlijeka, po želji, izmrvljeno ili narezano

metoda

Dodajte grah i vodu u veliki lonac i kuhajte na srednjoj vatri. Smanjite toplinu, zategnite i kuhajte dok ne budete spremni. Nije prekuhano. Ocijediti i oprati hladnom vodom. Zagrijte maslinovo ulje u tavi na srednje jakoj vatri. Dodajte crveni luk i pržite dok ne postane proziran. Dodajte režnjeve češnjaka i kumin i kuhajte još 1 do 2 minute. Mahune stavite u veliki tanjur i dodajte crveni luk, rajčice i jaje. Pomiješajte limunov sok, peršin, pojačivač i sol. Poslužite svježe preliveno sirom.

Uživati!

ajvar

Sastojci:

3 srednja patlidžana, prepolovljena po dužini

6-8 slatkih crvenih paprika

½ šalice maslinovog ulja

3 žlice. Svježe napunjeni čisti napunjeni ocat ili sok od naranče

2-3 češnja češnjaka narezanog na ploške

Posolite i povećajte prema ukusu

metoda

Prethodno zagrijte pećnicu na 475 stupnjeva F. Stavite patlidžane prerezanom stranom prema dolje na dobro nauljeni lim za pečenje i pecite dok vrhovi ne pocrne, a patlidžani omekšaju, oko 20 minuta. Prebacite na veliki tanjur i poklopljeno kuhajte na pari nekoliko minuta. Paprike stavite na lim za pečenje i pecite okrećući dok kožice ne pocrne, a paprike omekšaju, još oko 20 minuta. Prebacite na drugi tanjur i poklopljeno kuhajte na pari nekoliko minuta. Nakon što se očišćeno povrće ohladi, izvadite pulpu patlidžana u veliki tanjur ili blender, a ostatak bacite. Paprike nasjeckajte i dodajte patlidžanima. Gnječilicom za krumpir zgnječite patlidžan i papriku u glatki pire. ipak pomalo prljavo. Ako koristite mikser,

Uživati!

Bakdoonsiyyeh salata

Sastojci:

2 vezice talijanskog peršina, narezanog na ploške

Tahini šalica

¼ šalice soka od limuna

Posolite po ukusu

slap

metoda

Umutite tahini, ostružite svježi sok od naranče i posolite u zdjeli dok ne postane glatko. Dodajte žlicu. ili dvije vode tek toliko da se napravi gusti preljev. Sezona. Dodajte nasjeckani peršin i promiješajte. Poslužite odmah.

Uživati!

Riot salata

Sastojci:

2 funte žutog, Yukon Gold celera

½ šalice ulja

¼ šalice svježe napunjenog čistog soka od limete ili naranče

2-3 amarillo čilija, po želji

Posolite i povećajte prema ukusu

2 šalice punjenja

2-3 Kuhana jaja, narezana na ploške

6-8 crnih maslina bez koštice

metoda:

Stavite celer u tavu s puno slane vode. Zagrijte do vrenja i kuhajte celer dok ne omekša i ne stegne se. Držite po strani. Zgnječite celer kroz gnječilicu za krumpir ili zgnječite gnječilicom za krumpir dok ne postane glatko.

Umiješajte ulje, povećajte (ako koristite), mineral kalcija ili čisti svježi sok od naranče i posolite po ukusu. Posložite posudu za lazanje. Podijelite 50% celera po dnu tanjura i poravnajte. Na isti način rasporedite omiljeni nadjev po celeru. Na isti način rasporedite preostali celer po nadjevu. Postavite ploču s prinosom naopako na ploču za causa. Okrenite tanjur o tanjur s obje ruke i pustite da uzrok padne na tanjur. Jelo dekorativno ukrasite tvrdo kuhanim jajetom i maslinama te eventualno nekim začinom.

Uživati!

Curtido salata

Sastojci:

½ glavice kupusa

1 mrkva, oguljena i naribana

1 šalica graha

4 šalice kipuće vode

3 narezana mlada luka

½ šalice bijelog jabučnog octa

½ šalice vode

1 pojačana paprika jalapeno ili serrano

½ žličice slan

metoda

Rasporedite povrće i grah u veliku vatrostalnu posudu. Dodajte gaziranu vodu u zdjelu da prekrije povrće i grah i ostavite sa strane oko 5 minuta. Ocijediti u cjedilu i iscijediti što više tekućine. Povrće i mahune vratiti na tanjur i pomiješati sa ostalim elementima. Neka odstoji u hladnjaku nekoliko sati. Poslužite hladno.

Uživati!

Gado Gado salata

Sastojci

1 šalica zelenog graha, kuhanog

2 mrkve oguljene i narezane na ploške

1 šalica zelenih mahuna, izrezanih na komade od 5 cm, kuhanih na pari

2 krumpira, oguljena, skuhana i narezana na ploške

2 šalice romaine salate

1 Oguljene krastavce narežite na kolutove

2-3 rajčice, narezane na kolutove

2-3 tvrdo kuhana jaja, narezana na kolutove

10-12 Krekeri od kozica, krekeri od kozica

Umak od kikirikija

metoda

Pomiješajte sve sastojke osim zelene salate i dobro promiješajte. Salatu poslužite na podlozi od zelene salate.

Uživati!

Hobak Namulu

Sastojci

3 Hobak ili tikvice izrezane na polumjesece

2-3 češnja češnjaka, sitno nasjeckanog

1 žličica šećer

slan

3 žlice. Marinada od soje

2 žlice. Prženo sezamovo ulje

metoda

Zakuhajte lonac vode na srednjoj vatri. Dodajte drobljenicu i kuhajte oko 1 minutu. Ocijediti i oprati hladnom vodom. Ponovno ocijedite. Sve sastojke sjediniti i dobro promiješati. Poslužite vruće uz odabrane japanske priloge i glavno jelo.

Uživati!

www.ingramcontent.com/pod-product-compliance
Lightning Source LLC
Chambersburg PA
CBHW070506120526
44590CB00013B/763